Le régime Minceur

Riz - Céréales - Fruits

JUDY MOSCOVITZ

Le régime Minceur
Riz - Céréales - Fruits

FRANCE LOISIRS
123, Boulevard de Grenelle, Paris

Titre original :
THE RICE DIET REPORT
Traduit de l'américain par Patricia Mathieu

Edition du Club France Loisirs, Paris
avec l'autorisation des éditions Solar

ISBN : 2-7242-3710-2

1

Découvrez le régime le plus merveilleux du monde

Vous allez découvrir le régime le plus merveilleux du monde. C'est du moins mon opinion, mais vous pouvez me croire : j'ai essayé tous les régimes !

C'est le régime Minceur riz-céréales-fruits, et c'est le seul qui se soit révélé efficace pour moi.

Voici mon histoire. En décembre 1982, je n'étais qu'un amas de graisse de cent trente kilos, je me détestais et mon poids était la cause de souffrances physiques et mentales permanentes.

Neuf mois plus tard, j'avais perdu soixante-cinq kilos, je portais sans problème des robes de taille 40, et je débordais d'énergie et de dynamisme. Le régime Minceur n'avait pas seulement transformé ma silhouette, il avait modifié toute mon existence !

Un grand nombre d'entre vous s'exclameront sans doute que le régime Minceur n'est pas nouveau, qu'ils en ont déjà entendu parler. C'est vrai, ce régime existe et a fait ses preuves depuis plus de quarante-cinq ans. Pourtant, si vous demandez à la plupart des gens, même à ceux qui suivent des régimes, en quoi il consiste exactement, ils ne peuvent que faire des suppositions et des affirmations erronées.

On croit trop souvent qu'il s'agit d'un régime draconien qui se compose exclusivement de riz, de riz et encore de riz, ou qui n'autorise que le riz et les fruits.

Seuls ceux qui sont familiarisés avec ce régime savent que le riz et les fruits ne constituent que la première phase d'un régime qui vous autorise très rapidement à manger du poulet, du poisson, des fruits, des légumes, du pain, des œufs, des céréales, etc. Autrement dit, un programme délicieux et nutritif que chacun peut suivre chez soi.

Pendant plus de quarante-cinq ans, le docteur Kempner, professeur à l'université Duke, a traité des patients grâce au régime Minceur dans sa célèbre clinique de Durham, en Caroline du Nord, aux Etats-Unis. Tout le monde, aussi bien des stars de cinéma que des mafiosi, est venu le consulter pour perdre du poids.

Dans cet ouvrage, je vous dirai tout ce dont vous avez besoin pour suivre le régime Minceur chez vous. Pour la première fois, ce régime vous sera expliqué dans les moindres détails. Vous saurez quels aliments vous pouvez consommer et ceux qu'il faut éviter. Je vous familiariserai avec les six phases de ce régime et je vous dirai laquelle choisir pour maigrir le plus rapidement possible. Je vous indiquerai également combien de temps il faut consacrer à chaque phase et comment conserver votre poids idéal quand vous l'aurez atteint.

En fait, une seule phrase résume ma réussite avec ce régime : *j'ai simplement suivi les indications qui m'étaient données.* De même, si vous vous engagez à suivre mes instructions, je peux pratiquement vous garantir une transformation extraordinaire de votre silhouette et de votre existence.

QUI PEUT BENEFICIER DE CE REGIME ?

Un rapide coup d'œil vous permettra de constater que tous les obèses ne sont pas dans la même situation. Il existe des différences considérables d'un obèse à l'autre !

Cet ouvrage s'adresse à trois catégories d'individus :

- **Groupe A**

Les « presque minces ». Ceux qui souhaitent perdre de 5 à 15 kilos, mais qui ne connaissent pas de sérieux problèmes de poids.

- **Groupe B**

Les « intermédiaires ». Ceux dont le problème de poids est plus prononcé, et qui doivent éliminer environ de 15 à 40 kilos pour retrouver la minceur.

- **Groupe C**

Les « mangeurs constants ». Ceux qui sont, comme je l'étais moi-même, très obèses, et qui doivent perdre de 40 à 100 kilos, parfois plus. Les personnes appartenant à cette catégorie suivent généralement des régimes en permanence et ont toujours échoué.

Ce régime est également merveilleux pour les personnes qui n'ont pas de poids à perdre, mais souhaitent tout simplement se sentir mieux et être plus dynamiques.

En réalité, *tout le monde*, quel que soit son poids, peut bénéficier des conseils donnés dans ce livre.

LES CHOSES TELLES QU'ELLES SONT

Depuis quarante ans que le régime Minceur existe, de nombreux autres régimes sont apparus et ont disparu aussi vite. Vous en avez probablement essayé quelques-uns. La plupart d'entre eux n'apportaient pas grand-chose, et certains étaient même dangereux.

Mon objectif est de vous fournir des renseignements qui amélioreront réellement votre vie. Vous maigrirez. Vous maigrirez *vite.* Et vous vous sentirez *merveilleusement bien.*

Il ne s'agit pas ici de l'un de ces régimes dont la vogue est compréhensible puisqu'ils vous affirment que vous pouvez maigrir en mangeant ce que vous voulez. Je ne vous dirai pas non plus que les calories n'ont aucune importance. Si les régimes de ce genre étaient efficaces, vous ne liriez pas cet ouvrage en ce moment.

Les régimes alimentaires qui ont du succès dans les médias entretiennent généralement chez les gens l'illusion que l'on peut tout avoir sans rien payer. Si c'était si facile, croyez-vous qu'il existerait encore des obèses ? La vérité, et au fond vous le savez depuis longtemps, c'est que vous *ne pouvez pas* manger tout ce que vous voulez, en particulier vos aliments favoris, tout en perdant du poids.

Vous ne pouvez choisir qu'une solution, et vous devez en payer le prix. Jusqu'à présent, vous avez choisi de manger, et votre obésité représente le prix à payer. Vous savez très bien que ce prix est très élevé ! Mais si vous choisissez la minceur, vous devrez renoncer aux habitudes alimentaires que vous aviez adoptées jusqu'à présent.

Je parle parfois de « renoncer aux aliments ». Cela ne signifie pas qu'il faut renoncer à *tous* les aliments, naturellement, ni même aux *excès* alimentaires, car cela ne serait pas suffisant pour ceux d'entre nous qui connaissent des problèmes chroniques de poids (groupes B et C). Il faut renoncer aux *mauvais* aliments, ceux qui vous font du mal et qui provoquent des accoutumances destructrices.

Je vous rassure immédiatement : IL NE S'AGIT PAS D'UNE PRIVATION SI GRAVE. Vous aimerez toujours ce que vous mangerez, mais vous remplacerez votre alimentation malsaine et incontrôlée par un régime équilibré et bien construit.

MA SOLUTION OU LA VOTRE ?

Je connais parfaitement le régime Minceur, et si vous êtes prêt à faire tout ce que je vous indiquerai, *vous maigrirez.* En revanche, si vous modifiez le programme pour l'adapter à votre goût, je ne peux rien garantir. Je tiens à souligner que votre manière de vous alimenter n'a pas été très efficace jusqu'à présent, mais je ne peux pas vous obliger à m'écouter. Cependant, soyez conscient du choix que vous faites.

Ce régime n'est pas facile, du moins dans un premier temps. Mais il vous permettra de maigrir rapidement et sans danger, et vous vous sentirez mieux que jamais auparavant.

Chacun sait que l'obésité est un problème complexe. Personne ne prétend le comprendre réellement, pas même les médecins, les psychiatres et les nutritionnistes spécialisés dans ce domaine. Je ne possède certainement pas toutes les réponses, mais je crois sincèrement connaître ce problème mieux que beaucoup de gens. Après tout, je l'ai vécu de près.

Je sais ce que sont les régimes, ce que l'on éprouve quand on réussit à maigrir et combien on souffre des échecs répétés.

Je peux vous fournir les outils que j'ai utilisés moi-même pour maigrir, mais ce sera tout de même à vous de faire le travail. C'est à vous qu'il appartient d'utiliser ces outils pour créer une silhouette magnifique : la vôtre.

LES ECHECS ET L'APPRENTISSAGE

Beaucoup d'obèses mènent une existence presque heureuse, mais lorsqu'il s'agit de la nourriture et du poids, leur logique, leur raison, et leur détermination semblent disparaître. J'espère vous inciter à suivre ce régime et à perdre le poids que vous désirez perdre. Mais au-delà de ce résultat, il faut que vous appreniez à trouver votre équilibre dans le domaine de l'alimentation.

Certains d'entre vous passeront sans doute immédiatement au Chapitre 7 pour se familiariser avec les détails du régime. Si tel est le cas, j'espère que, par la suite, vous prendrez le temps de lire le reste de cet ouvrage, car ce sont les principes et la philosophie au-delà de ce régime qui vous permettront de vous débarrasser définitivement de vos kilos superflus.

Il faudrait lire ce livre plusieurs fois, car l'amaigrissement ne se limite pas au régime. Pour réussir vraiment à long terme, il faut considérer tout ce processus comme un apprentissage. Vous devrez modifier de manière permanente certains comportements et certaines attitudes.

J'espère que vous considérerez ce livre comme un ouvrage de référence, que vous consulterez en cas de difficulté. Si vous avez un problème quelconque avec les aliments, ouvrez ce livre et voyez si vous n'y trouvez pas une phrase ou une idée qui vous permettront de le surmonter.

N'oubliez pas que votre objectif ne doit pas être simplement de perdre du poids, mais plutôt de vous débarrasser des problèmes de régimes, de poids et de nourriture POUR TOUTE VOTRE VIE.

Note importante :

J'étais sous surveillance médicale pendant toute la durée de mon régime, et vous devrez faire de même. Pour vous protéger des éventuels effets secondaires, il est indispensable de vous faire suivre régulièrement par un médecin. Consultez le vôtre avant de débuter ce régime, et ne suivez aucun programme d'amaigrissement sans accord médical préalable.

2

L'histoire de Judy la petite grosse

Je suis aujourd'hui plus mince que je ne l'ai jamais été depuis l'âge de sept ou huit ans.

J'ai toujours eu ce qu'il est convenu d'appeler « un problème de poids ». A certains moments, j'étais réellement obèse, parfois j'étais tout juste « bien ronde ». Mais j'étais toujours malheureuse à cause de mon poids, je suivais des régimes en permanence, je comptais les calories à longueur de journée et mon aspect physique me tracassait beaucoup.

J'ai grandi dans une famille qui était à la fois unie et éparpillée. Nous menions chacun notre vie, et il nous était pratiquement impossible de nous retrouver à l'heure des repas, de sorte que chacun préparait son repas et mangeait seul.

Lorsque j'allais à l'école primaire, je rentrais chez moi affamée au milieu de l'après-midi. Au lieu de me contenter d'un goûter, je préparais immédiatement mon dîner et je le mangeais. A 9 heures, j'avais de nouveau faim, et je prenais un autre repas complet.

J'aimais cuisiner (en fait, j'aimais tout ce qui avait un rapport avec la nourriture), et j'ai commencé à préparer mes propres repas dès l'âge de huit ans. Naturellement, je me contentais de plats très simples, et mes exploits culinaires consistaient le plus souvent à jeter un steak ou des côtelettes dans une poêle, et à prendre ensuite un dessert sucré et plein de calories. Je ne mangeais jamais de légumes. Nous étions au début des années 50, et les légumes surgelés n'existaient pas encore. La préparation des légumes nécessitait alors du temps et une certaine maîtrise. Je ne mangeais jamais de fruits. Nous n'étions pas une famille d'amateurs de fruits, et il y en avait rarement à la maison.

Je n'ai jamais acquis de bonnes habitudes alimentaires.

Naturellement, j'étais toujours l'enfant la plus grosse de

la classe, et j'ai connu toutes les épreuves que seuls les enfants obèses connaissent. Les garçons se moquaient de moi. J'étais toujours la dernière à être choisie pour former des équipes de sport. Et je devais supporter à longueur d'année les plaisanteries des autres enfants.

Je me suis toujours sentie différente et inférieure aux autres.

Bien sûr, tout cela ne m'empêchait pas de continuer à trop manger, même si je me promettais souvent de leur donner « une bonne leçon » un de ces jours.

Mais ce jour n'arrivait jamais, et je grossissais à vue d'œil. Je suis passée du stade d'enfant obèse à celui d'adolescente obèse, puis d'adulte obèse.

Malgré mes excès, je ne me sentais jamais rassasiée. Je ressentais de violentes fringales, et je me mettais alors à manger voracement, sans m'arrêter au stade de la satiété. Je mangeais jusqu'à m'en rendre malade. Ensuite, j'allais m'étendre dans ma chambre jusqu'à ce que mes nausées disparaissent, puis je retournais manger et je me sentais de nouveau malade.

En tant qu'adulte, j'ai passé bien des journées de cette manière. Lorsque je ne mangeais pas, je pensais à manger, je prévoyais ce que j'allais manger, je lisais des ouvrages de cuisine et des recettes, ou je me promenais dans les rayons des supermarchés.

Je dépensais chaque mois une véritable fortune en nourriture, alors que je vivais seule.

Naturellement, ma silhouette était horrible et je me sentais très mal dans ma peau.

Le simple fait de feuilleter un magazine m'essoufflait, et j'avais du mal à enfiler une robe. Je ne parle même pas de monter des escaliers, ce qui me laissait épuisée et haletante pendant cinq à dix minutes.

Toutes mes articulations étaient douloureuses, surtout le matin, quand je me levais. (Je pensais que je commençais à souffrir d'arthrite.)

Quand je devais parcourir de longues distances en voiture, je m'endormais au volant, car mon obésité ne me permettait pas d'aspirer suffisamment d'oxygène pour rester éveillée. (Je pensais que j'étais simplement fatiguée et que j'avais besoin d'une bonne nuit de sommeil.)

J'avais toujours honte quand je rencontrais des personnes que je connaissais.

J'admire beaucoup les obèses qui prennent soin d'eux-mêmes : j'en étais incapable. Je me trouvais si grosse et si repoussante que je me souciais peu de savoir si mes collants étaient filés ou mes chaussures éculées.

Je ne me préoccupais pas du tout de mon apparence.

« Cela m'est bien égal », me disais-je, alors qu'en moi-même j'y pensais beaucoup et que j'en souffrais profondément. Mais j'avais du mal à me persuader qu'il était important de bien traiter un corps si laid et si difforme.

Quant aux vêtements, je portais *n'importe quoi,* absolument n'importe quel morceau de tissu dans lequel je parvenais à entrer. Je ne parle même pas de choisir un style de vêtement ou une couleur particulière. J'étais déjà bien contente de trouver quelque chose pour vêtir mon corps obèse, ce qui était difficile, même dans les boutiques spécialisées dans les grandes tailles.

C'était une existence d'humiliation, de honte et de souffrance morale, et je pensais constamment à ce qu'*aurait pu être* ma vie si seulement j'avais perdu du poids.

Chaque jour — oui, chaque jour — j'entamais un nouveau régime. Et j'échouais pratiquement chaque jour. J'essayais parfois de me dire que tout cela était sans importance, que mon obésité ne devait pas m'empêcher d'apprécier la vie et de mener une existence normale.

Mais j'en étais incapable. Pas une seule minute je n'ai accepté l'idée de rester obèse toute ma vie. Il fallait trouver une solution.

Je possédais tous les instruments nécessaires à l'amaigrissement : une balance médicale très coûteuse, des livres consacrés à tous les régimes imaginables, des ouvrages de cuisine « basses calories » des centimètres pour mesurer mes formes. Il n'y a pas un régime que je n'aie essayé, et j'ai même essayé d'en inventer moi-même.

Au fil des années, j'ai successivement essayé :

les médecins spécialistes de l'amaigrissement, les sérieux comme les charlatans ;

les pilules coupe-faim ;

l'hypnose ;

les salles de « mise en forme » à la mode ;

le jeûne ;

les protéines liquides ;

l'homéopathie ;

les associations d'obèses, type Weight Watchers ;

les cliniques d'amaigrissement ;

pratiquement tous les livres sur ce sujet ;

l'acupuncture ;

la musculation sur des machines très sophistiquées ;

les thérapies du comportement, aussi bien individuelles que de groupe ;

les diététiciens.

En fait, j'ai tout essayé, à part le sparadrap sur les lèvres pour garder la bouche fermée ou l'ablation de l'estomac ! Si ç'avait été possible, j'aurais certainement essayé aussi !

Oui, je faisais beaucoup d'efforts, mais sans résultat, car au fond de moi-même, je refusais de faire le seul choix vraiment efficace : renoncer aux aliments nocifs. Je pensais qu'il devait exister quelque méthode permettant de « tout avoir ». Je ne voulais pas faire l'effort réel d'*agir* concrètement.

C'est ainsi que je suis restée obèse pendant de longues années, années de malheur et de désespoir. Puis, en 1982, il s'est passé quelque chose qui m'a enfin décidée à agir pour corriger mon poids.

J'avais cessé de pratiquer la psychotérapie et j'avais créé une nouvelle entreprise — un club — restaurant pour célibataires — qui obtenait un étonnant succès. En un an, j'avais ouvert dix filiales aux Etats-Unis et au Canada.

Tous ces clubs marchaient très bien, mais plutôt grâce aux autres qu'à moi. J'avais de bonnes idées, mais je n'étais pas très douée pour la gestion. J'ai rapidement constaté que je n'étais pas dans mon élément et que je ne possédais pas les qualités nécessaires pour diriger une entreprise de cette envergure. Faute de trouver une personne pour le faire à ma place, je finis pas perdre pratiquement tout ce que j'avais gagné.

L'échec financier fut assez difficile à admettre, mais le plus déprimant à mes yeux fut l'échec personnel que cela représentait. A part mes régimes, j'avais jusqu'alors réussi dans toutes mes entreprises. J'étais volontaire et courageuse, et j'avais toujours pensé que si je voulais vraiment quelque chose, et si je travaillais assez pour cela, je l'obtiendrais.

J'avais vraiment investi toute ma vie dans mon travail. J'avais travaillé dix-huit heures par jour, sept jours par semaine, et sans le moindre salaire ! et malgré tous mes efforts, je n'avais pas réussi.

Pour la première fois de ma vie, il me fallait admettre que je pouvais échouer, malgré ma volonté. Pour la première fois en quarante ans, je me trouvais confrontée à mes propres limites. Aussi incroyable que cela paraisse, je n'étais donc pas toujours la plus forte, et je n'avais pas toujours raison !

Cette leçon fut très douloureuse, mais c'est ce qui me décida finalement à entreprendre un régime sérieux.

Voyez-vous, pour la première fois, j'étais prête à me montrer passive, à accepter l'idée que ma solution n'était pas nécessairement la meilleure, à écouter les conseils de personnes plus expérimentées que moi.

A cette époque, j'avais atteint le poids de cent trente kilos, et il n'y avait pas de raison que ça s'arrête. Allais-je atteindre cent cinquante kilos ? Cent quatre-vingts, ou davantage ? C'était *possible* : de toute évidence, je ne maîtrisais pas du tout mon corps.

Ma vie était devenue un tel enfer que j'étais finalement prête à admettre que le régime, aussi désagréable et difficile qu'il soit, était certainement la seule solution.

J'étais vraiment lasse de mener une vie d'obèse. Lasse des « bonnes résolutions » quotidiennes. Lasse des tentatives et des échecs répétés, de l'angoisse et du désespoir dans lesquels je vivais constamment. J'avais besoin de trouver la paix.

Pour la première fois de ma vie, j'étais disposée à écouter les conseils de quelqu'un. Et à les suivre aveuglément.

Naturellement, il ne pouvait s'agir de n'importe qui, ni de n'importe quel régime.

Comme beaucoup d'obèses, j'avais entendu parler du docteur Kempner et de son célèbre régime Minceur. Ce n'était pas un « charlatan », mais un médecin, célèbre dans le monde entier, et un chercheur dont les premiers travaux remontaient à plus de quarante-cinq ans. Je saurais donc que je pouvais lui faire confiance. IL ME DIRAIT CE QU'IL FALLAIT FAIRE, ET J'OBEIRAIS.

Je décidai de tout laisser tomber et de donner la priorité à ce régime. C'était si important à mes yeux que je vendis tout ce que je possédais pour me procurer l'argent nécessaire à un séjour prolongé à Durham, dans la célèbre clinique du docteur Kempner. Je vendis ma maison et tous mes meubles. Quand ce fut terminé, il ne restait pas un livre, pas un tableau, pas un disque de tout ce que j'avais possédé. Je partis pour Durham avec, pour tous biens personnels, un poste de télévision et mon chien.

Mon engagement était total.

J'allais suivre le régime Minceur.

J'allais devenir mince, vraiment mince.

Et j'allais travailler *dur* pour me débarrasser définitivement de mes problèmes de poids et d'appétit.

3

L'origine du régime Minceur riz - céréales - fruits

WALTER KEMPNER, UN PIONNIER

Le docteur Kempner, créateur du Régime Minceur riz-céréales-fruits, est un homme brillant et remarquable. Alors qu'il n'était qu'un tout jeune médecin d'une vingtaine d'années, un professeur de médecine de son pays natal, l'Allemagne, n'hésita pas à le comparer à Pasteur. Il est aujourd'hui âgé de quatre-vingt-trois ans, et il a consacré toute sa vie à la recherche médicale et au traitement de ses patients.

Ses travaux lui ont valu une réputation enviable parmi ses confrères et ont fait connaître du monde entier le centre médical de l'université Duke, où il a travaillé et enseigné pendant plus de quarante-cinq ans.

Ses recherches sont à l'origine d'un grand nombre de thérapies modernes, parmi lesquelles :

la restriction de sel dans le traitement de l'hypertension artérielle ;

l'orientation vers des régimes à faible teneur en protéines et riches en hydrates de carbone ;

l'utilisation de régimes contenant peu de cholestérol et de graisses, mais beaucoup de fibres ;

le contrôle du diabète par la seule alimentation ;

l'utilisation de l'exercice dans le traitement des troubles cardio-vasculaires.

Ses écrits sont trop nombreux pour être tous cités, et il a obtenu nombre de récompenses prestigieuses.

Pourtant, cet homme de renommée mondiale aime se qualifier de simple « mécanicien ». Le mécanisme infiniment complexe sur lequel ils travaille est naturellement le corps humain.

Le docteur Kempner a passé sa vie à rechercher les causes et les traitements des maladies du cœur, du système circulatoire et des reins, ainsi que des troubles liés au diabète et aux taux de cholestérol trop élevés. C'est d'abord pour trouver un remède à ces troubles qu'il a conçu le régime Minceur. Par chance, on découvrit ensuite que l'amaigrissement faisait partie des bienfaits annexes de ce régime.

Pendant de longues années, le docteur Kempner a étudié le fonctionnement métabolique des cellules saines et des cellules malades. Il ne cherchait pas seulement à *traiter* la maladie et la dégénérescence, mais aussi à en *prévenir* l'apparition.

Les recherches du docteur Kempner dans le domaine des modifications du système vasculaire le menèrent de manière assez logique à s'intéresser au problème de l'obésité. Très souvent, les maladies sont aggravées et compliquées par la présence de kilos excédentaires, et il devint très vite évident que le contrôle du poids était un élément déterminant du traitement.

LE ROLE DE LA CHANCE

Le régime Minceur fut administré pour la première fois à des patients en 1939, à l'université Duke, à Durham, en Caroline du Nord. Considéré à cette époque comme révolutionnaire, ce régime était riche en fibres mais contenait très peu de sel, de protéines, de graisses et de cholestérol.

Au cours des années qui suivirent, le docteur Kempner prescrivit ce régime uniquement en tant que traitement à court terme pour des malades gravement atteints. Il ne songea pas un instant que ce régime pourrait un jour être très apprécié par l'ensemble de la population. En fait, il l'assimilait à un traitement médical assez désagréable dont le seul avantage était son efficacité !

C'est par hasard qu'il découvrit les possibilités du régime Minceur riz-céréales-fruits en tant que mode de traitement à long terme.

Une fermière de la région vint le consulter en se plaignant de divers maux assez sérieux. Le docteur Kempner l'examina et lui donna à suivre un régime à base de riz, de céréales et de fruits, en l'invitant à venir le revoir deux semaines plus tard. Mais le docteur Kempner avait à l'époque un accent allemand très prononcé, et sa patiente crut devoir revenir après deux mois, et non deux *semaines.*

Deux mois plus tard exactement, elle entra à nouveau dans son bureau : son état général s'était considérablement amélioré.

Le docteur Kempner fut surpris de ce résultat spectaculaire. Il pensait qu'il était impossible à quiconque de tolérer ce régime plus de quelques jours, deux semaines tout au plus. Mais l'expérience de cette patiente lui prouvait qu'une utilisation prolongée ne nuisait pas à sa santé, et que l'efficacité du régime augmentait encore au fil du temps.

Quelques années plus tard, en 1944, le docteur Kempner fit une communication à un congrès de médecins américains. Il présenta un échantillon de cent cinquante patients dont l'état s'était amélioré de manière spectaculaire grâce à un régime à base de riz, de céréales et de fruits.

A l'appui de ses déclarations, il montra une série de photographies, de tableaux, de radiographies et d'électrocardiogrammes. Cependant, ses travaux allant à l'encontre des idées de l'époque, ils furent accueillis avec scepticisme. L'un des médecins présents alla même jusqu'à mettre en doute l'authenticité des documents présentés.

Au cours des années suivantes, les travaux du docteur Kempner suscitèrent des réactions diverses. D'un côté, la plupart des médecins ne croyaient pas à l'efficacité de la diététique pour lutter contre les maladies dégénératives. Généralement, ils ne conseillaient pas à leurs patients d'éviter des aliments particuliers, car ils estimaient que ce que l'on absorbait n'avait que peu d'importance. De l'autre, de nombreux médecins commencèrent à adresser leurs malades obèses au docteur Kempner, et très rapidement, il fallut remodeler les structures d'accueil de la clinique pour faire face à l'afflux des patients.

POURQUOI LE RIZ ?

Connaissant parfaitement les dangers de l'obésité, et les risques qu'elle entraîne d'aggravation des maladies dégénératives, le docteur Kempner décida de la traiter de manière très scientifique. Il mit au point un régime, plutôt que de recourir à l'emploi de médicaments, au jeûne, à l'hospitalisation ou à la chirurgie.

Il cherchait une formule qui combinerait le traitement médical et une bonne nutrition. Il voulait également réduire l'importance des aliments particulièrement malsains comme le sel, les graisses et les protéines, tout en fournissant à l'organisme les amino-acides et les acides gras dont il a besoin.

Il n'est pas surprenant qu'il ait trouvé une partie de la réponse dans le riz. Après tout, cette céréale constitue l'alimentation de base de presque la moitié de la population mondiale, pour qui il constitue de 80 à 90 pour cent de la ration quotidienne.

Si les Occidentaux ont tendance à préférer les protéines animales pour leurs repas, le reste du monde se procure les protéines dont il a besoin par les céréales. Et parmi les céréales, le riz surpasse toutes les autres par la structure des amino-acides présents dans ses protéines. Le riz, avec ses huit amino-acides, permet à notre organisme d'utiliser de la manière la plus efficace les protéines que nous lui fournissons.

Bien que des quantités raisonnables de protéines animales apparaissent lors des phases ultérieures du régime Minceur, les protéines de la phase I sont principalement extraites du riz. Le riz est en effet une source de protéines facilement assimilables, et notre équilibre en protéines se maintient ainsi à un niveau pratiquement normal, même si nous n'ingérons que peu de protéines au début du régime.

Les Occidentaux admettent de plus en plus que leur alimentation est trop riche en protéines, notamment en protéines animales. Cet excès impose une fatigue considérable aux reins et accélère notre rythme métabolique, ce qui réduit la durée de vie de certaines cellules. Il peut en résulter une conséquence déplaisante : le vieillissement prématuré. De plus, des études récentes indiquent qu'un excès de protéines animales, en particulier en provenance du bœuf, peut contribuer à l'apparition de certains cancers : une raison de plus pour décider d'en réduire votre consommation.

Il y a plus de quarante-cinq ans, le docteur Kempner avait compris que la meilleure solution pour retrouver la santé et perdre du poids consistait à réduire l'importance des graisses et des protéines dans le régime tout en accentuant le rôle des hydrates de carbone complexes extraits des fruits, des légumes et des céréales. En accord avec ces découvertes, la première phase de ce régime ne contient absolument pas de cholestérol et moins de cinq grammes de graisses. (Il est à noter que si le riz ne contient que très peu de graisses, il a une teneur élevée en acides gras essentiels, comme l'acide linoléique.)

Les nutriments dont l'organisme a essentiellement besoin sont les hydrates de carbone ; en fait, le corps a besoin de trois fois plus d'hydrates de carbone que de protéines et de graisses. Par conséquent, les hydrates de carbone vous fourniront environ 94 pour cent de vos calories dans la phase I, alors qu'ils ne constituent que 50 pour cent de la valeur calorique d'un repas moyen dans les pays occidentaux.

Un autre élément important concerne le type d'hydrates de carbone ingérés. La plupart des Occidentaux consomment leurs calories sous forme d'hydrates de carbone *simples*, comme le sucre, par opposition aux hydrates de carbone *complexes* que l'on trouve dans les céréales, les fruits et les légumes et qui sont nettement meilleurs pour la santé.

REUSSITE OU ECHEC ?

J'ai eu la chance que le docteur Kempner se soit personnellement intéressé à mon cas dès le jour de mon arrivée. Naturellement, cet intérêt m'a beaucoup aidée !

Je me suis parfois demandée comment il avait pu deviner que je faisais partie des patients qui obtiendraient un grand succès. Mais après quelque temps, j'ai pu moi aussi faire la distinction entre les patients sérieux et les autres. Plus précisément les patients voués à l'échec me sont apparus de manière flagrante. Il s'agissait de ceux qui :

parlaient constamment de nourriture ;

évoquaient ce qu'ils allaient manger dès qu'ils auraient quitté Durham ;

notaient les adresses des meilleures pâtisseries dans différentes villes, au cas où ils auraient l'occasion d'y passer ;

se mettaient à aboyer lorsque j'apportais de la nourriture à mon chien ;

se rendaient chaque jour au supermarché afin de voir, de toucher et de sentir les aliments ;

conservaient des aliments nocifs dans leur appartement pour se prouver qu'ils étaient capables de résister à la tentation, ou bien « au cas où ils se sentiraient faibles tout à coup » ;

proposaient aux autres patients des aliments interdits pour le plaisir de voir quelqu'un manger ;

passaient de longues heures à reconstituer des puzzles représentant des pizzas ;

rongeaient les os de poulet déjà rongés que les autres patients avaient laissés sur la table après leur repas.

D'une manière générale, je dirai que les personnes qui ne sont pas capables de se libérer de leur passion pour la nourriture sont celles qui ont le moins de chance de réussite avec ce régime.

En revanche, ceux qui réussiront sont ceux qui sauront considérer ce programme non pas comme un simple régime, mais comme une *rééducation progressive.*

PEUT-ON SUIVRE CHEZ SOI LE REGIME RIZ ?

Vous pensez peut-être qu'une clinique est l'endroit idéal pour perdre du poids, voire le seul lieu au monde où vous gagnerez enfin votre long combat contre l'obésité...

Heureusement, il n'en est rien ! Vous pouvez suivre ce régime chez vous, ce qui offre d'ailleurs un certain nombre d'avantages.

Chez vous, vous restez en contact avec votre famille et l'environnement que vous connaissez. Vous bénéficiez du soutien de ceux qui vous aiment et des distractions offertes par vos activités habituelles et par votre travail.

Vous avez également la possibilité de travailler en étroite collaboration avec votre médecin personnel.

Vous ne cessez pas toute activité professionnelle. Par conséquent, vous risquez moins de vous sentir déprimé.

Mais un fait demeure, où que vous vous trouviez : LE REGIME MINCEUR EST EFFICACE SI VOUS LE RESPECTEZ SCRUPULEUSEMENT. Vous trouverez dans les chapitres suivants tous les renseignements nécessaires pour suivre ce programme chez vous.

4

Agissez

POURQUOI, MAIS POURQUOI ?

Une mauvaise compréhension de la psychologie a fait croire à beaucoup de personnes que, pour pouvoir trouver la solution d'un problème, il fallait connaître les raisons de son existence. J'entends souvent parler d'obèses qui dépensent beaucoup de temps et d'énergie à essayer de comprendre *pourquoi* ils mangent trop. Cette recherche peut se faire à court terme.

Le court terme concerne ce que vous avez mangé *aujourd'hui,* et les raisons pour lesquelles vous avez mangé. (Vous étiez déprimé, stressé, vous alliez avoir vos règles, ou vous avez vécu une dure journée au bureau.)

Le long terme s'attache aux raisons de l'apparition de ce problème. (Votre mère était trop protectrice, votre père était abusif, vous dépendiez trop des autres, etc.)

Franchement, peu importent les raisons qui vous poussent à trop manger, et il est inutile de dépenser du temps et de l'énergie à en faire une recherche profonde. Il est parfois nécessaire de procéder à une démarche psychologique pour permettre aux gens de se trouver en état de faire les bons choix par eux-mêmes, mais je ne pense pas que cela consiste à rechercher les raisons de l'obésité.

Tout d'abord, je ne crois pas qu'il existe une raison unique, qu'il soit possible de découvrir. En tant que psychothérapeute, je peux vous affirmer que la réflexion est parfois une perte de temps considérable. Franchement, la connaissance et la compréhension des motifs sont parfois intéressantes, mais elles ne sauraient changer quoi que ce soit au problème. L'action, en revanche, est utile.

Je me souviens d'une histoire que j'avais entendue il y a une quinzaine d'années. Un jeune homme, âgé de dix-huit ans environ, avait brusquement souffert d'une paralysie spontanée des jambes et s'était retrouvé dans l'incapacité de marcher. Inquiets, ses parents l'avaient mené voir de nombreux médecins, des spécialistes en la matière, mais aucun d'eux n'avait décelé la moindre anomalie physiologique chez le jeune homme.

Finalement, la famille alla consulter un célèbre psychiatre, de renommée mondiale.

Après des mois de thérapie, le psychiatre conclut finalement que le jeune homme était tout simplement terrorisé à l'idée d'accomplir son service militaire — cela se passait à l'époque de la guerre du Viêt-nam — et il affirma que la paralysie des jambes était une manifestation psychosomatique de cette peur énorme.

Le patient tomba d'accord sur cette analyse, et peu après, il quitta sa chaise roulante et retrouva progressivement l'usage de ses jambes. Après quelques semaines de rééducation, il parvint de nouveau à marcher, et même à courir. Très vite, il redevint lui-même, en pleine santé, actif et enjoué.

Un triomphe de la psychothérapie, me direz-vous. C'est la preuve que la connaissance de la cause d'un trouble peut permettre d'y remédier.

Ah, mais mon histoire n'est pas terminée !

Quelques mois après sa guérison complète, en rentrant chez lui un soir, le jeune homme trouva une lettre officielle qui « l'invitait » sous les drapeaux. En la lisant, il tomba immédiatement au sol, totalement (et réellement) incapable de marcher !

Le fait de *connaître* la cause de son problème n'avait donc altéré en rien la manifestation de son angoisse. C'était peut-être intéressant, mais ce n'était pas *efficace.*

On peut dire la même chose des problèmes d'obésité. Je pense qu'il est utile de se trouver dans de bonnes conditions psychologiques pour perdre du poids et rester mince. Mais cela ne signifie pas qu'il est indispensable de connaître les *raisons* de son obésité.

Plutôt que de résoudre des problèmes psychologiques avant de pouvoir perdre du poids, il est plus probable qu'en vous alimentant correctement et en maigrissant, vous constaterez une amélioration de votre état psychologique.

En réalité, la force et la capacité de suivre un régime se révèlent au cours de ce régime, et non avant. Le régime ressemble à toutes les autres entreprises : plus vous le pratiquez, plus vous en devenez maître. Une fois que l'action a commencé, elle a tendance à se poursuivre d'elle-même.

Il ne faut pas se préparer au régime avant de l'entreprendre. Cette disposition favorable et cette volonté viendront d'elles-mêmes *au fil du temps.* Si vous attendez que le régime vous semble une entreprise facile, je peux vous affirmer que vous ne serez jamais mince.

Car malheureusement, il n'est *jamais* facile de suivre un régime. C'est une vérité désagréable, mais c'est néanmoins la vérité. Les gens qui aiment la nourriture ont du mal à s'en passer, point final. Et si vous attendez d'être psychologiquement « prêt », peut-être utilisez-vous vos problèmes comme une excuse.

FAIRE FACE A LA DURE REALITE

Vous trouverez *toujours* une bonne raison de ne pas suivre un régime, une raison « valable » de manger. Parfois ce sera la fatigue, parfois l'ennui, ou la dépression, ou le stress. Ou peut-être devrez-vous inviter quelqu'un à déjeuner, ou vous rendre à un mariage. Je peux vous affirmer par expérience que vous trouverez toujours quelque chose dans votre esprit ou dans votre agenda.

Vous devez faire face au fait que les régimes sont parfois difficiles et désagréables. Mais c'est le prix à payer pour atteindre la minceur.

Vous *n'êtes pas* une victime de votre amour de la nourriture. Vous faites un choix, et jusqu'à présent, vous avez fait le mauvais. Je vous invite à revenir sur vos pas, avec calme et objectivité. Envisagez votre vie dans les deux cas : en tant qu'obèse, et en mangeant tout ce dont vous avez envie ; ou en tant que personne mince, qui ne mange qu'occasionnellement les aliments dont elle a envie.

Pour être mince, vous devez avoir de la volonté et accepter d'en payer le prix. Et ce prix implique un engagement sérieux, et des sacrifices.

Tous les obèses affirment vouloir maigrir. Le seul problème, c'est qu'ils veulent également manger. Si vous voulez réellement devenir mince — si ce désir est plus fort que le désir de la nourriture —, vous perdrez du poids. Tout simplement, vous serez prêt à faire le bon choix. Et surtout, avec le temps, vous parviendrez à maîtriser ce désir de nourriture, et même à le dominer totalement.

AGISSEZ

J'ai vu le docteur Kempner s'adresser à des centaines de patients. Beaucoup d'entre eux lui soumettent les raisons pour lesquelles ils ne peuvent pas maigrir. Le docteur Kempner les écoute toujours poliment, et il leur donne toujours la même réponse. Cette réponse tient en un seul mot : AGISSEZ.

Comme il le dit lui-même, si votre mariage est un échec, il est inutile de passer votre temps à vous demander pourquoi vous avez épousé cette femme (ou cet homme), ou pourquoi vous êtes resté(e) avec elle (lui) si longtemps. Si vous êtes sage, vous examinerez soigneusement la situation, vous en conclurez que votre mariage est un échec, et vous y mettrez un terme.

Il en est de même pour l'obésité et votre « mariage » avec la nourriture. Si cela ne vous plaît pas, et si vous ne pensez pas que c'est bon pour vous, vous devez décider d'y mettre un terme.

Non, ce n'est pas facile. Mais la solution pour rendre cette décision plus facile vous surprendra. Il s'agit d'apprendre à *être passif,* à *faire ce que l'on vous dit.*

Reconnaissez que vous ne possédez pas toutes les réponses, et que l'obéissance pourra vous aider. En fait, c'est en semblant abandonner votre liberté que vous obtiendrez la vraie liberté. C'est en renonçant à céder à vos moindres désirs que vous maîtriserez votre existence.

Certaines personnes sont capables d'obéir aux ordres et d'autres ne le sont pas. Si vous faites partie de cette deuxième catégorie, il est évident que vous ne pourrez jamais suivre un régime (quel qu'il soit) et que vous resterez obèse toute votre vie. C'est aussi simple que cela.

Vous avez déjà vu ce qui se passe quand vous cédez à vos propres désirs. Etes-vous prêt à écouter les conseils des autres, même s'ils ne vous plaisent pas ?

Il est parfois difficile d'obéir, mais si vous êtes convaincu que la personne qui vous donne les ordres est en mesure de vous aider (et c'est sans aucun doute le cas du docteur Kempner), essayez, ne serait-ce qu'une fois, d'obéir à ses instructions. N'oubliez pas qu'il n'est pas nécessaire que vous soyez d'accord avec lui, que vous appréciiez ses ordres, ni que vous les compreniez. Il suffit d'OBEIR.

La leçon des chiens

Ce processus s'apparente à celui du dressage d'un chien.

Pour son propre bien, le chien doit apprendre à obéir à certains ordres : « Couché » et « Au pied », entre autres. Il ne s'agit pas là d'un caprice de votre part, à vous son maître, et vous ne cherchez pas ainsi à le priver de liberté ni à le brimer. Non, c'est tout simplement parce que vous connaissez les dangers de la vie mieux que votre chien. Vous savez quels risques représentent la circulation dans une ville et les déchets qui traînent sur le sol. Si vous tenez à ce que le chien vous obéisse, c'est avant tout pour sa propre sécurité. Il s'agit tout simplement d'une question de vie ou de mort pour votre compagnon.

Le chien n'a pas besoin de comprendre les raisons qui motivent vos ordres. Et il n'est pas nécessaire qu'il les apprécie ni qu'il soit d'accord avec vous. Vous lui demandez simplement d'OBEIR. Il doit vous écouter et obtempérer immédiatement. Le choix, pour lui comme pour vous, se situe entre une existence brève et désagréable et une vie heureuse et saine.

En tant que psychothérapeute, je me suis efforcée de comprendre la philosophie du docteur Kempner et de l'apprécier. Mais je n'ai réussi qu'*après* avoir entamé le régime. Je n'ai pas exigé de tout comprendre et de tout apprécier *avant* de l'avoir essayé. Cependant, j'ai compris très rapidement que ce régime était efficace. Pour moi, le premier objectif était la minceur. Les autres avantages du régime devaient m'apparaître plus tard.

LE REGIME PARFAIT

Vous aussi, vous maigrirez si vous suivez les instructions.

Je reconnais qu'il est difficile de faire quelque chose qui ne vous plaît pas vraiment, mais le fait est que si vous continuez à chercher le régime parfait, celui qui vous permettra de continuer à consommer vos aliments favoris tout en maigrissant sans difficulté, vous ne serez jamais mince. Il suffit de reconnaître que vous vous attaquez à une tâche difficile, parfois désagréable, mais d'aller de l'avant et de continuer à AGIR.

Le régime Minceur n'est pas draconien. C'est un programme qui vous permettra de constater que non seulement vous perdez du poids chaque jour, mais que votre métabolisme fonctionne de mieux en mieux et que vous parvenez ainsi à suivre le régime de plus en plus facilement. Chaque pas franchi rend le suivant plus facile à accomplir.

L'élimination d'une accoutumance alimentaire est un processus assez long. Il faut non seulement apprendre de nouvelles leçons, mais les répéter à l'infini. Et si vous faites preuve de volonté, si vous vous engagez totalement pour atteindre votre objectif, vous *obtiendrez* les résultats que vous désirez.

Le régime Minceur est spécifiquement conçu pour vous

aider dans cette entreprise. Il vous familiarisera avec des aliments naturels qu'il vous apprendra à aimer. Il vous aidera à surmonter les privations, les frustrations et la discipline. Il modifiera réellement votre vie, sur le plan à la fois physique et psychologique.

5

Quel est mon poids idéal ?

Vous serez peut-être surpris que tout un chapitre soit consacré au poids idéal qu'il faut chercher à atteindre. La plupart des ouvrages vous proposent un tableau d'une page et ne vont pas plus loin.

Je pense que l'objectif que vous vous fixerez aura des conséquences importantes sur votre réussite à long terme. C'est pourquoi ce sujet mérite d'être évoqué longuement.

La démarche la plus fréquente pour établir le poids idéal consiste pour les femmes à retirer dix du nombre de centimètres de leur taille au-delà d'un mètre, la limite étant légèrement plus élevée pour les hommes. Ainsi, une femme mesurant 1,60 mètre devrait peser 50 kilos, et un homme de 1,70 mètre devrait peser environ 63 kilos.

LES OBJECTIFS DU REGIME MINCEUR

Les poids fixés par le docteur Kempner sont nettement inférieurs. Par exemple, je mesure 1,64 mètre, et selon la formule habituelle, je devrais donc peser 54 kilos. Or, le docteur Kempner m'avait fixé un objectif de 51 kilos, tout habillée, et avec mes chaussures. C'est un chiffre très bas, c'est vrai, mais il lui donne des raisons très convaincantes, et je pense qu'il mérite d'être écouté.

Le tableau suivant vous donne les objectifs de poids conseillés par le docteur Kempner pour les hommes et les femmes. Ces poids s'entendent avec les vêtements, par conséquent vous pouvez retirer environ un kilo si vous avez l'habitude de vous peser sans vos vêtements. La taille s'entend pieds nus.

Les femmes doivent retirer environs douze de leur taille en centimètres au-dessus d'un mètre, les hommes retirant environ sept à huit. C'est ainsi qu'une femme mesurant 1,62 mètre devrait peser 50 kilos, et qu'un homme mesurant 1,78 mètre devrait peser 70 kilos.

Je sais, je sais. Je vous entends hurler d'ici. Vous vous demandez si je me moque de vous, et vous vous dites que vous n'avez jamais pesé si peu depuis votre naissance.

Mais réfléchissez un instant au poids habituel des reines de beauté. Ces jeunes femmes splendides qui remportent les concours de Miss Monde ou de Miss Univers ont toujours des mensurations proches de celles qui sont données ici, sinon inférieures. Et loin d'être maigres ou osseuses, elles sont considérées comme l'exemple le plus parfait de la beauté et de l'harmonie physique. Vous ne devez donc pas craindre de sembler maigre ou mal nourri quand vous atteindrez cet objectif.

Vous pouvez constater que le docteur Kempner n'établit pas de différences entre les types d'organismes. Il ne donne pas d'objectifs différents aux personnes dont l'ossature est menue, moyenne et forte.

Et il a raison. Après tout, comment savoir à quoi ressemblent vos os tant que vous n'avez pas maigri au point de les percevoir clairement sous votre peau ? Quand je pesais cent trente kilos, les gens me disaient toujours que je devais avoir une ossature très forte. Comment pouvaient-ils imaginer ce qui se dissimulait sous mes formes si rebondies ? Aujourd'hui, ces mêmes personnes me font remarquer que ma silhouette est très menue !

Femmes

Taille (en mètre)	Poids idéal (en kilos) [1]	Taille (en mètre)	Poids idéal (en kilos) [1]
1,50	39	1,65	52
1,52	40	1,68	55
1,54	42	1,70	57
1,56	44	1,72	59
1,58	46	1,76	63
1,60	48	1,78	65
1,62	50	1,80	67

Hommes

Taille (en mètre)	Poids idéal (en kilos) [1]	Taille (en mètre)	Poids idéal (en kilos) [1]
1,55	49	1,76	68
1,58	51	1,78	71
1,60	53	1,80	73
1,62	55	1,83	76
1,65	57	1,85	78
1,68	60	1,88	80
1,70	63	1,90	83
1,72	65	1,92	86

Voici les raisons que le docteur Kempner donne à ces mesures.

L'élément de sécurité

Vous serez mince bien avant d'atteindre l'objectif fixé par ce tableau. A l'œil nu, vous pourrez même croire que vous êtes *assez* mince. La question que vous devez vous poser n'est cependant pas : « Suis-je séduisant ? » mais plutôt : « Suis-je *à l'abri ?* » A l'abri de regagner les kilos éliminés, bien sûr.

Le docteur Kempner estime que le traitement du poids excédentaire doit se faire à cent pour cent, qu'il doit être aussi complet que le traitement du cancer ou de la tuberculose. Il affirme que, dans le cas contraire, les ennuis risquent de réapparaître.

Il fait une comparaison entre les kilos superflus et une tumeur cancéreuse. Il est certainement préférable de retirer cent pour cent des cellules cancéreuses que de n'en retirer que 98 pour cent et de risquer ainsi de voir les troubles se développer de nouveau. Notre maladie est en effet comparable à un cancer. Même si elle ne nous tue pas systématiquement (mais c'est souvent le cas), elle détruit complètement une grande partie de notre goût pour la vie.

Autrement dit, si vous ne vous débarrassez pas de *tous* vos kilos superflus, vous risquez de les regagner. Le docteur Kempner affirme que les personnes qui parviennent à atteindre les objectifs qu'il fixe et à conserver ce poids idéal pendant deux ans n'ont ensuite plus la moindre crainte à avoir en ce qui concerne leur poids.

1. Avec vos vêtements.

Les personnes qui souffrent de problèmes d'alimentation risquent toujours de connaître des fringales de temps à autre. Si vous n'êtes pas vraiment mince, quelques jours d'excès peuvent vous faire regagner de nombreux kilos et vous terrifier. En revanche, quand vous aurez atteint votre objectif, même si ces kilos superflus ne sont jamais considérés comme les bienvenus, ils ne représenteront plus la même menace. Même si votre estomac se dilate momentanément, vous resterez mince... mince et à *l'abri*.

Mieux vaut suivre le régime deux semaines de trop qu'un jour de moins. Le prix à payer serait trop élevé.

Votre meilleur poids

De toute évidence, vous maigrissez pour avoir une silhouette plus jolie. Mais comment savoir à quel poids votre silhouette sera la plus séduisante si vous n'avez jamais eu la possibilité de vous voir à ces différents stades ? La nécessité d'atteindre votre objectif ne concerne pas seulement la minceur. C'est aussi une manière de glaner des informations qui vous seront utiles par la suite.

Je me trouvais mince à 60 kilos, et j'aurais pu m'arrêter à ce niveau. Mais si je l'avais fait, je n'aurais jamais su combien je me sentirais mieux à 55 kilos. A ce jour, je n'ai pas réussi à m'approcher davantage de l'objectif fixé par le docteur Kempner, mais je suis impatiente de voir ce que sera mon évolution de 55 à 51 kilos. A ce niveau, le moindre kilo fait une grosse différence !

Je pense que vous devriez progresser jusqu'à votre poids idéal, avant de décider, en vous appuyant sur votre expérience, du poids que vous désirez garder. Il est tout à fait possible qu'après avoir atteint l'objectif fixé par le tableau vous estimiez qu'il est trop bas pour vous. Mais vous prendrez votre décision en connaissance de cause, et non en vous livrant à un jeu de devinettes.

Il est important de prendre conscience de votre corps à mesure que vous éliminez ces derniers kilos. Observez bien votre silhouette et votre bien-être tout en éliminant ce poids excédentaire. Comment votre corps se déplace-t-il ? Comment vous trouvez-vous dans vos vêtements ? Si vous vous estimez trop mince, je sais que vous n'aurez aucune difficulté à reprendre quelques kilos !

La maîtrise de soi

Ce serait cependant une erreur que de considérer votre silhouette comme l'unique critère de votre régime. C'est une motivation très importante, mais insuffisante pour obtenir des résultats à long terme. Vous devriez poursuivre votre régime jusqu'à ce que vous soyez certain d'être à l'abri — non seulement du regain de poids, mais aussi des problèmes que cela entraîne.

Lorsque votre vanité est satisfaite, seul le désir de vous libérer à jamais des tourments de l'obésité peut vous motiver pour poursuivre votre entreprise jusqu'à son terme. Le fait d'atteindre un poids *réellement* bas vous mettra effectivement à l'abri de toute surprise.

Je considère le fait d'atteindre cet objectif comme la preuve de l'acquisition d'une grande maîtrise de soi, la victoire finale de votre volonté sur vos désirs. Il s'agit de vaincre votre envie de trop manger et d'anéantir votre amour des aliments nocifs. Votre pouvoir personnel consiste à parvenir à maîtriser vos passions. La maîtrise de soi signifie que votre appétit n'aura plus jamais le dessus.

La tranquillité d'esprit

Atteindre l'objectif fixé par le docteur Kempner vous permettra de vous libérer définitivement des problèmes de poids et de nourriture. Il s'agit essentiellement de récuser l'importance de la nourriture, car ce n'est que si la nourriture (en général) vous semble sans intérêt que vous pourrez parvenir à un poids aussi bas.

Cela en vaut-il la peine ? Pour moi, oui. Cela fait un souci de moins dans l'existence. Cependant, je laisse cette question à votre appréciation, et je me contenterai de souligner la chose suivante. Quand vous aurez atteint le poids idéal fixé par le docteur Kempner, vous vous sentirez *toujours* bien dans votre peau. Cela signifie que plus jamais vous n'aurez à « rentrer le ventre », plus jamais vous ne vous demanderez à quoi vous ressemblez quand vous êtes assis ou quand vous marchez. Vous saurez que vous êtes séduisant et agréable à regarder *quelle que soit* votre attitude.

Aucun commentaire d'un passant, aucun regard ne pourra jamais plus vous atteindre ni vous blesser. Le problème du poids n'existera plus pour vous, vous y serez invulnérable. Quand vous aurez atteint votre poids idéal, vous *saurez* que vous êtes vraiment mince, et cela vous donnera une énorme confiance en vous et une force considérable.

Toujours pas convaincu ?

Si tout ce que je vous ai dit jusqu'à présent ne suffit pas à vous convaincre, l'élément suivant y parviendra peut-être. Le docteur Kempner affirme que quand vous atteignez votre poids idéal, votre organisme fonctionne mieux. C'est-à-dire que votre métabolisme élimine les calories de manière plus efficace, ce qui vous permet de manger davantage sans prendre de poids. Si le reste ne vous motive pas, je pense que *cela* vous décidera sans doute !

UN DERNIER MOT

Pour vous aider à suivre votre programme, choisissez un médecin qui soit d'accord avec vous en ce qui concerne l'objectif du poids. Je vous conseille fortement d'aborder ce sujet avec lui dès votre première visite. Un objectif précis et commun est indispensable pour travailler efficacement à deux.

La collaboration du docteur Kempner m'a beaucoup aidée au cours de mon régime. Cela m'a poussée à persévérer car je voulais le satisfaire et gagner son respect. Cherchez un peu, et vous trouverez, vous aussi, un médecin motivé.

QUAND VOUS PESER

Vous devez vous peser chaque jour, avant d'avoir mangé ou bu quoi que ce soit, et approximativement à la même heure chaque matin. Inscrivez ensuite votre poids sur un tableau comme celui qui est représenté ci-dessous. Cela vous aidera à bien suivre votre progression et à évaluer le chemin qu'il vous reste à parcourir.

Exemple d'un tableau de poids quotidien

Date	Poids	Perte par jour	Perte totale	Pour atteindre 55
12 mai	72	—	—	17
13 mai	70,5	1,5	1,5	15,5
14 mai	69	1,5	3	14
15 mai	68	1	4	13

Vous trouverez sur la page suivante un tableau vide que vous pouvez remplir. Inscrivez le poids que vous voulez atteindre en haut de la dernière colonne.

Mon tableau de progression pondérale

Date	Poids	Perte par jour	Perte totale	Pour atteindre

LES MENSURATIONS

Vos mensurations vous indiqueront également l'état de votre progression. Avant d'entamer le régime, prenez un mètre-ruban et notez votre tour de poitrine, de taille, de hanches, de mollets, de genoux, de cuisses et de bras. Mesurez de nouveau chaque fois que vous avez perdu cinq kilos. Utilisez le tableau suivant pour noter votre progression.

Mon tableau de mensurations

Date					
Poids					
Poitrine					
Taille					
Hanches					
Cuisse gauche					
Cuisse droite					
Genou gauche					
Genou droit					
Mollet gauche					
Mollet droit					
Bras gauche					
Bras droit					

LES PHOTOGRAPHIES

Je pense que vous devriez avoir des photographies de vous pour mieux prendre la mesure de votre progression. Faites-vous photographier avant d'entamer le régime, et recommencez chaque fois que vous avez perdu cinq kilos. Faites prendre plusieurs clichés, vous représentant de face, de dos et de profil.

Datez chaque photo et inscrivez au dos votre poids au moment où elle a été prise. Vous pouvez également indiquer quelle taille de vêtements vous portiez alors.

6

Le régime Riz : phase I

Le régime Minceur se découpe en six phases différentes, qui comportent une *progression*. La phase I vous permettra de perdre un maximum de poids très rapidement. La phase VI est une phase d'entretien, et je vous proposerai trois programmes destinés à vous maintenir mince à vie, et qui s'adressent aux trois différents types définis au premier chapitre. Les phases II à V sont des phases d'évolution, lors desquelles différents aliments réapparaissent peu à peu, en fonction des besoins particuliers de chaque individu.

Quant au riz, eh bien, si vous l'aimez, il constituera un élément supplémentaire délicieux et nutritif pour vos repas. En revanche, si vous ne l'appréciez pas, soyez rassuré : vous pourrez respecter totalement ce régime en consommant très peu de riz.

Ce programme présente toutes sortes d'avantages :

- Il vous fera maigrir rapidement et sans danger.
- Il vous permettra de consommer une grande variété d'aliments délicieux et sains.
- Les aliments autorisés sont très faciles à accommoder de manières variées.
- Vous apprendrez à aimer les aliments dans leur état naturel.
- Le régime met l'accent sur de nouvelles habitudes alimentaires très saines en corrigeant vos anciennes habitudes si destructrices.
- Il n'est pas nécessaire d'acheter des aliments spéciaux, et tous les produits autorisés sont faciles à trouver et d'un prix abordable.
- Vous constaterez qu'au fil du temps ce régime devient de plus en plus facile à suivre.

■ Ce programme vous encourage à faire de l'exercice, mais ne vous pousse pas à l'épuisement.

■ Vous sentirez votre santé s'améliorer de jour en jour.

■ L'objectif de ce programme est de modifier votre mode de vie de manière *permanente.* Par conséquent, il offre beaucoup plus d'avantages qu'un régime temporaire.

Cependant, pour bénéficier de tous les avantages que je viens de citer, il est indispensable de *suivre scrupuleusement tout le programme.* Les moindres écarts et les moindres changements que vous pourriez y apporter risqueraient d'entraîner des conséquences fâcheuses. Des années d'observation ont permis de constater que les personnes qui apportent des modifications au régime n'obtiennent pas des résultats aussi remarquables ni aussi durables que celles qui le respectent à cent pour cent.

N'oubliez surtout pas qu'il ne faut pas suivre ce régime, ni aucun autre, sans une surveillance médicale appropriée. Si vous avez envie d'essayer ce programme, consultez tout d'abord votre médecin, et retournez le voir régulièrement.

PHASE I
POUR UN AMAIGRISSEMENT ULTRA-RAPIDE

La phase I du régime Minceur diffère du régime alimentaire classique dans les pays occidentaux sur un certain nombre de points. Elle offre deux fois plus d'hydrates de carbone, trois fois moins de protéines, et environ vingt fois moins de graisses.

En fait, la phase I pourrait être considérée comme un véritable test pour votre force de caractère ! Elle se compose exclusivement de riz (ou d'aliments équivalents) et de fruits, avec des boissons sélectionnées.

Oui, cela peut sembler monotone, mais au moins, c'est simple ! Il n'y a pas d'instructions compliquées à suivre, et les repas sont bon marché et faciles à préparer. Mais surtout, ils vous feront maigrir si rapidement que vous vous sentirez très motivé pour poursuivre le régime ! La perte de poids moyenne pour les deux premières semaines s'échelonne entre sept et douze kilos.

L'un des principaux avantages de ce régime vient du fait qu'après quelques jours seulement votre appétit vorace disparaît littéralement. C'est dû en partie à la fadeur des aliments que vous consommez, et en partie à la quasi-absence de sel, d'épices et de protéines. La monotonie des repas travaille en votre faveur en minimisant votre appétit, et il ne faut pas vous étonner si, après quelques jours, vous repoussez votre assiette sans l'avoir entièrement vidée !

Le menu ci-dessous vous présente exactement les aliments auxquels vous avez droit pendant la première phase du régime.

Les quantités seront identiques chaque jour, mais vous serez libre de choisir les fruits et les équivalents de riz que vous consommerez. Vous pourrez sélectionner n'importe quels aliments dans la liste des produits autorisés qui vous est présentée à partir de la page 42.

PETIT DEJEUNER	1 fruit N'importe quelle boisson non calorique
DEJEUNER	2 fruits 1 portion de riz cuit ou son équivalent N'importe quelle boisson non calorique
DINER	2 fruits 1 portion de riz cuit ou son équivalent N'importe quelle boisson non calorique

■

Menus types de la phase I

Vos repas quotidiens pourraient se composer de la manière suivante :

JOUR 1

PETIT DEJEUNER	1 orange Café décaféiné
DEJEUNER	1 tasse de fraises 1 poire 3/4 de tasse de riz chaud Jus de citron
DINER	1 portion de crème de riz 1 banane 1 pomme Infusion

JOUR 2

PETIT DEJEUNER	1/2 pamplemousse Café décaféiné
DEJEUNER	3/4 de tasse de céréales au froment[1] 1 tasse de compote de pommes non sucrée 1/3 de tasse de raisins secs Thé
DINER	1 pêche 3/4 de tasse de riz 1/4 de tasse de pommes séchées Café

JOUR 3

PETIT DEJEUNER	1/2 pamplemouse avec succédané de sucre Café
DEJEUNER	1 tasse 1/2 de riz soufflé mélangé à 1 tasse de salade de fruits frais sans sucre 1 tranche de pastèque Jus de citron
DINER	3/4 de tasse de crème de riz 4 pruneaux 1 tasse de myrtilles Thé glacé

Ces menus sont des exemples, et vous êtes libres de choisir les fruits et les équivalents de riz que vous préférez. Vous pouvez varier vos repas ou au contraire consommer vos aliments préférés à chaque repas. CHOISISSEZ LES FRUITS QUE VOUS AIMEZ.

LE RIZ ET SES EQUIVALENTS

Vous avez droit à une portion de l'un des aliments suivants au déjeuner et au dîner. Vous les consommerez donc

1. Voir p. 42.

au maximum quatorze fois par semaine (sept déjeuners et sept dîners). Même si vous n'appréciez pas beaucoup le riz, vous devez en consommer sous une forme quelconque au moins six fois par semaine au cours de cette première phase de régime, afin de bénéficier des nutriments dont votre corps a besoin.

Note : Les salades de riz en conserve et autres plats à base de riz en conserve ne sont pas autorisés.

• Le riz

Vous pouvez prendre *n'importe quelle sorte* de riz, à condition qu'il ne contienne pas de sodium. (Certaines marques de riz précuit contiennent du sodium, par conséquent lisez toujours soigneusement les étiquettes.) Vous pouvez consommer du riz blanc, du riz brun, du riz étuvé, du riz à grains longs, du riz à grains ronds, du riz précuit ou prétraité, etc. Evitez le riz sauvage, qui n'est pas vraiment du riz.

Egouttez et rincez soigneusement le riz avant de le préparer. Suivez les conseils de cuisson donnés sur l'emballage et ne rajoutez *jamais de sel.* Utilisez seulement du riz et de l'eau.

Vous pouvez consommez le riz chaud ou froid.

QUANTITE : 3/4 de tasse de riz cuit par repas.

• Le riz soufflé

Utilisez le riz soufflé nature, sans sucre ni additifs. On en trouve dans certains supermarchés et dans les magasins d'alimentation diététique. Lisez soigneusement les étiquettes afin de vous assurer que le paquet contient exclusivement du riz soufflé.

QUANTITE : Jusqu'à 1 tasse 1/2 par repas au maximum.

• Les céréales au froment

On trouve des céréales prêtes à consommer à base de froment dans la plupart des supermarchés. Je recommande entre autres la marque Nabisco *(Shredded Wheat Cubs)* : il n'y a en effet aucune adjonction de sel.

On trouve également le froment prêt à l'emploi sous forme de « biscuit » (*Weetabix, Robertson's).* Ces préparations conviennent aussi pour ce régime.

QUANTITE : 1 biscuit de froment par repas, ou
2/3 de tasse de céréales au froment par repas.

- **La crème de riz**

Préparez en suivant les directives données sur l'emballage, avec de l'eau uniquement. La crème de riz est disponible dans la plupart des supermarchés sous la marque « Petit Navire ».

QUANTITE : 3/4 de tasse de crème cuite par repas.

LES FRUITS

Tous les fruits sont autorisés, à l'exception des dattes, des avocats et des tomates. Il est conseillé d'éplucher tous les fruits avant de les consommer.

Vous pouvez consommer des fruits frais, en conserve, secs ou surgelés. Les fruits en conserve seront consommés au naturel ou au sirop, à condition que la boîte ne contienne rien d'autre que les fruits, de l'eau et du sucre blanc.

Vous pouvez remplacer les fruits par des jus de fruit, si vous le désirez. Une tasse de jus de fruit représente l'équivalent d'un fruit.

Si vous optez pour les jus de fruit, ceux que vous préparerez vous-même à partir des fruits frais seront toujours les meilleurs, mais vous pouvez également choisir des jus de fruit en conserve ou surgelés à condition qu'ils ne contiennent pas de sodium. Lisez soigneusement les étiquettes. Les boissons « aux fruits » ou « parfumées aux fruits » ne sont pas autorisées.

Les quantités suivantes sont considérées comme « une portion » de fruits :

abricots	
frais	3 moyens
conserve, au sirop	1/2 tasse
conserve, au naturel	1 tasse
secs	1/4 de tasse
ananas	
frais	1/4
sec	1/4 de tasse
morceaux ou tranches,	
conserve, au sirop	1/2 tasse
conserve, au naturel	1 tasse
banane [1]	1 moyenne

1. Les tranches de banane séchées ne sont pas autorisées en raison des ingrédients qui y sont ajoutés lors du traitement.

cassis ou groseilles	1/4 de tasse
cerises	
fraîches	1 tasse
conserve, au sirop	1/2 tasse
conserve, au naturel	1 tasse
citron	à volonté
cocktail de fruits	
conserve, au sirop	1/2 tasse
conserve, au naturel	1 tasse
figues	
fraîches	2 moyennes ou grosses, 3 petites
sèches	2 moyennes ou grosses 3 petites
fraises	
fraîches	1 tasse
surgelées, non sucrées	1/2 tasse
conserve, au sirop	1/2 tasse
conserve, au naturel	1 tasse
framboises	
fraîches	1 tasse
surgelées, non sucrées	1/2 tasse
conserve, au sirop	1/2 tasse
conserve, au naturel	1 tasse
goyaves	2 moyennes
grenade	1 moyenne
kaki	1 moyen
mandarines	2 petites
mangue	1 moyenne
melon type Cavaillon	1/2 moyen
Melon d'Espagne	1/4 de moyen
mûres	1 tasse
myrtilles	1 tasse
nectarine	1 moyenne
orange	1 moyenne
pamplemousse	1/2
papaye	1 tasse de dés
pastèque	1 tranche d'environ 2 cm d'épaisseur
pêche	
fraîche	1 moyenne
conserve, au sirop	1/2 tasse
conserve, au naturel	1 tasse
poire	
fraîche	1 moyenne
conserve, au sirop	1/2 tasse
conserve, au naturel	1 tasse
sèche	1/4 de tasse

pomme	
fraîche	1 moyenne
sèche	1/4 de tasse
en compote,	
non sucrée	1 tasse
sucrée	1/2 tasse
prunes	
fraîches	2 petites ou 1 moyenne
conserve, au sirop	1/2 tasse
conserve, au naturel	1 tasse
pruneaux	
secs	4
cuits	4
raisin, toutes variétés	1 tasse
raisins secs	1/3 de tasse
rhubarbe	1 tasse après cuisson
salade de fruits	
fraîche, avec 2 cuil. à café de sucre	1/2 tasse
fraîche, avec succ. de sucre sans cal.	1 tasse

LES FRUITS EN CONSERVE, AU NATUREL OU AU SIROP, PEUVENT ÊTRE CONSOMMÉS AVEC 2 CUILLERÉES A SOUPE DE JUS PAR PERSONNE.

Bien que ce ne soit pas absolument nécessaire, il est conseillé de choisir une fois par jour au moins un fruit riche en vitamine C. Il s'agit des agrumes (orange, pamplemousse, mandarine), des melons et pastèques, et des fraises.

Les recettes suivantes vous permettront de varier vos repas. Chaque recette s'entend pour une personne.

PRUNEAUX CUITS

Utilisez 4 pruneaux. Couvrez d'eau bouillante et laissez ramollir quelques minutes. Egouttez et ajoutez 2 cuillerées à soupe de jus de pruneau en bouteille.

SORBET AUX PRUNEAUX

Dénoyautez les pruneaux cuits. Pressez en purée avec 2 cuillerées à soupe de jus de pruneaux. Placez au congélateur et servez.

SORBET AUX FRUITS

N'importe quel fruit en conserve peut se transformer en délicieux sorbet. Placez une portion de fruit dans le mixer, avec 2 cuillerées à soupe de son jus. Sucrez légèrement. Pressez le tout en purée, congelez, et servez. Les poires, les pêches et les abricots sont délicieux préparés ainsi.

BANANE ENROBEE[1]

Ecrasez des biscuits de froment[1]. Coupez une banane en petites tranches et roulez-les dans la chapelure au froment. Piquez un cure-dents dans chaque tranche de banane. Servez ainsi. Vous pouvez ajouter au froment un succédané de sucre sans sodium si vous le désirez.

FRUITS AU FOUR

Placez une portion de fruits dans un plat de cuisson. (Cette recette est particulièrement délicieuse pour les pommes, les pêches et les baies.) Ajoutez 1/6 de tasse de raisins secs (équivalent de 1/2 fruit). Arrosez de 2 cuillerées à soupe de jus d'orange concentré (également équivalent de 1/2 fruit). Saupoudrez de crème de riz (ou de Maïzena). Recouvrez le plat d'une feuille de papier aluminium et laissez cuire au four à 175 degrés pendant 45 minutes. Découvrez et laissez de nouveau cuire jusqu'à ce que le dessus brunisse. Servez chaud ou froid.

PUDDING AUX POMMES

Coupez une pomme en morceaux et faites bouillir dans 1 tasse de jus d'ananas jusqu'à ce qu'elle soit molle. Recouvrez de biscuits au froment écrasés et mélangez. Servez chaud.

POMMES ROTIES FARCIES

Pour chaque pomme, écrasez 1/2 banane et mélangez avec 2 cuillerées à soupe de raisins secs. Remplissez le creux de la pomme du mélange banane-raisins secs. Faites cuire une demi-heure au four à 175 degrés. Servez chaud ou froid. Vous pouvez remplacer les raisins secs par des petits morceaux d'ananas (utilisez une quantité équivalent à 1/2 fruit).

---

1. Voir p. 42.

COMPOTE DE FRAISES ET DE RHUBARBE

Faites bouillir 1 tasse de fraises avec 1 tasse de rhubarbe. Ajoutez 1 ou 2 cuillerées à soupe d'eau si le mélange adhère à la casserole. Lorsque les fruits ont ramolli (après 15 minutes environ), retirez du feu et ajoutez selon votre goût un succédané de sucre sans sodium. Servez chaud ou froid. Délicieux sur le riz soufflé.

Au début, vous aurez peut-être du mal à vous habituer aux céréales sans lait, mais beaucoup d'autres solutions (comme la compote de fraises et de rhubarbe, par exemple) vous permettront d'agrémenter vos céréales. Tous les fruits au sirop sont délicieux ainsi, et les fruits frais (à l'exception des agrumes) offrent également des possibilités intéressantes.

Voici certains des mélanges que j'apprécie particulièrement pour accompagner les céréales :

— banane et raisins secs

— compote de pommes et morceaux d'ananas

— compote de pommes et raisins secs

— banane et pêches au sirop

— 1/2 banane, des baies, et 1/2 tasse de jus d'orange.

Pour que vos céréales soient plus savoureuses, vous pouvez également y ajouter les fruits la veille au soir, puis laisser reposer au réfrigérateur, et consommer le lendemain. Les céréales au froment [1] sont délicieuses ainsi, car elles s'imbibent du jus des fruits et prennent l'aspect d'un gâteau vraiment excellent.

GATEAU DE RIZ AUX FRUITS

Ecrasez les fruits de votre choix (avec 2 cuillerées à soupe de sirop si vous utilisez des fruits en conserve) avec votre portion de crème de riz cuit. Ajoutez du succédané de sucre selon votre goût. Vous pouvez écraser les fruits à la fourchette ou utiliser un mixer. La plupart des fruits, à l'exception des agrumes, se prêtent très bien à cette préparation.

1. Voir p. 42.

LES BOISSONS

Il est probable que vous n'aurez plus très soif après quelques jours de régime, car le sel et les épices auront été éliminés de votre alimentation. Il faut cependant veiller à boire trois grands verres de liquide par jour, car ce régime est très riche en fibres.

Ne buvez pas plus de cinq grands verres de liquide par jour, excepté par temps très chaud ; dans ce cas, les proportions peuvent être augmentées.

Vous pouvez boire entre les repas ou en mangeant, selon votre préférence.

Les boissons caloriques

Vous pouvez remplacer un fruit par une tasse de jus de fruit non sucré. Il serait cependant plus sage de *manger* vos fruits, car cela vous rassasiera davantage. Par ailleurs, vous obtiendrez ainsi toute la quantité de fibres nécessaires à votre alimentation.

Les jus de fruits autorisés sont les suivants :

Jus d'ananas
Nectar d'abricot
Jus de myrtille
Jus d'orange
Jus de pamplemousse
Nectar de pêche
Jus de pomme
Jus de pruneau
Jus de raisin (blanc ou noir)

LES JUS DE TOMATE ET LES COCKTAILS DE JUS DE LÉGUMES NE SONT PAS AUTORISÉS.

Les boissons non caloriques

Les boissons non caloriques autorisées sont les suivantes :

Eau
Café décaféiné
Thé
Infusions

Jus de citron (maison, contenant uniquement du jus, de l'eau et du succédané de sucre sans sodium).

LES EPICES ET LES CONDIMENTS

Nous apprécions principalement deux saveurs : la saveur sucrée et la saveur salée. Ce régime répond à ces besoins grâce au *jus de citron frais* (qui donne une note salée aux aliments) et aux *succédanés de sucre sans sodium.* LES AUTRES ÉPICES, HERBES ET CONDIMENTS NE SONT PAS AUTORISÉS. N'utilisez pas de jus de citron en bouteille ou en boîte. N'utilisez pas de succédané de sel. Evitez les herbes fraîches ou séchées.

Ce point est si important que je consacre une bonne partie de ce chapitre à la restriction du sel et des épices. Je vous conseille de la lire soigneusement. C'est votre volonté sur ce point qui fera peut-être la réussite ou l'échec de votre régime.

Le sel

Vous estimerez sans doute que l'un des aspects les plus étonnants de ce régime est l'élimination complète du sel. VOUS NE DEVREZ A AUCUN MOMENT, NI MAINTENANT NI A L'AVENIR, AJOUTER **QUOI QUE CE SOIT** A VOS ALIMENTS.

Je suis prête à parier que rares sont ceux d'entre vous qui n'ont pas l'habitude d'ajouter du sel à leurs plats. Et je parie également que vous appréciez le sel presque autant que je l'aimais moi-même avant d'entamer ce régime.

Ma mère avait pour habitude de saler exagérément tous ses plats, et je l'ai imitée par la suite !

Je salais absolument tout. Et quand je dis tout, cela comprend des aliments qui paraissent très épicés par eux-mêmes, comme la pizza aux anchois et le lard ! Quand je préparais un steak, je le salais avant la cuisson, je le salais de nouveau dans mon assiette, et j'ajoutais un peu de sel sur chaque morceau que je coupais !

C'était devenu une véritable manie. Je ne pouvais plus apprécier des aliments qui n'étaient pas très salés. Si j'allais à un cocktail où l'on me présentait un plateau de hors-d'œuvre, ils me semblaient très fades tant que je n'avais pas sorti ma petite salière de mon sac à main pour en relever la saveur. Oui, j'avais toujours une petite salière sur moi. J'en gardais également une dans mon bureau, et une autre dans la boîte à gants de ma voiture. Je ne voulais vraiment pas risquer de me retrouver sans sel sous la main, car je n'imaginais pas qu'on puisse apprécier des aliments qui n'étaient pas très salés.

Je vous raconte tout cela pour vous faire comprendre que, quel que soit votre amour du sel, si une personne comme moi a pu apprendre à s'en passer et même à apprécier son absence, vous y parviendrez vous aussi, et très facilement !

Les restrictions de sel dans le régime Minceur sont plus importantes que toutes celles que j'ai connues dans d'autres régimes. Cela signife qu'il faut faire preuve d'une certaine prudence.

Le sel est un élément vital : nous en avons besoin pour vivre. Par conséquent, il est très important d'entretenir un bon équilibre entre le sel et les fluides dans notre organisme. Il est généralement très facile de se procurer tout le sodium dont on a besoin car il est présent dans la plupart de nos aliments.

La plupart des obèses s'habituent assez vite aux restrictions de sel, mais dans certains cas, des désordres électrolytiques peuvent survenir (il s'agit d'un déséquilibre entre les taux de sodium et de potassium dans le sang et de modifications de son caractère acide ou alcalin). Si on ne tient pas compte de ces troubles, les conséquences peuvent être graves. *Veillez donc à rester en permanence sous surveillance médicale.*

• Les abus de sel

Des études révèlent que le corps humain a besoin de moins d'un quart de gramme de sodium par jour. C'est une quantité minime, et beaucoup d'entre nous apportent à leur organisme des doses de sodium nettement supérieures, souvent jusqu'à vingt ou trente fois plus que la quantité dont il a besoin.

Malheureusement, les abus de sodium peuvent avoir des conséquences douloureuses et dangereuses. Ils contribuent à l'apparition d'un grand nombre de maladies qui vont de l'hypertension artérielle aux troubles prémenstruels. Le sel n'est pas le condiment inoffensif que nous croyons. En fait, il peut faire beaucoup de dégâts.

L'un des problèmes vient du fait que, plus nous consommons de sel, plus nous en avons envie, ce qui transforme pratiquement le sel en drogue à accoutumance. Nous achetons des aliments qui contiennent du sel, nous leur rajoutons du sel avant de les préparer, puis nous les salons de nouveau quand nous passons à table. Beaucoup de gens salent systématiquement leurs aliments avant même de les goûter.

Certains d'entre nous sont même incapables d'avaler la moindre bouchée sans la recouvrir d'une généreuse quantité de sel. C'est ainsi que nous acquérons peu à peu une tolérance du sel qui nous donne envie d'en prendre de plus en plus. Quand on pense que la plupart des aliments pour bébés contiennent du sel, il n'est pas surprenant que beaucoup de gens prennent cette habitude fâcheuse dès leur plus jeune âge.

Même si le sel est en effet un condiment qui possède un goût, il serait faux de croire qu'il *donne un goût* aux aliments, ou qu'il améliore leur goût. En réalité, il ne fait que *masquer* le véritable goût des aliments, et il perturbe l'efficacité de nos papilles gustatives.

La plupart des gens ne prêtent aucune attention à leur consommation de sel jusqu'à ce qu'un problème sérieux se présente (l'hypertension artérielle, par exemple), et il est alors souvent trop tard.

Même s'il peut sembler difficile d'interrompre votre consommation de sel, c'est en fait l'une des habitudes les plus faciles à perdre. Naturellement, dans un premier temps, les aliments vous sembleront fades, mais vous ne ressentirez pas de symptômes de manque, et après quelque temps, le goût salé ne vous semblera plus indispensable.

• Le sel et les autres composés de sodium dans le régime Minceur

IL EST INDISPENSABLE POUR LA RÉUSSITE DE CE RÉGIME DE NE JAMAIS SALER VOS ALIMENTS. De même, il ne faut pas consommer des aliments déjà salés lors de leur traitement. Cela élimine la plupart des conserves, et beaucoup d'aliments surgelés.

La réduction de votre consommation de sodium ne signifie pas simplement que vous devrez éviter d'ajouter du sel aux aliments qui se trouvent dans votre assiette. Il faut également faire preuve d'une grande vigilance à l'égard des divers composés de sodium qui sont ajoutés aux aliments traités et en conserve. Tous les composés de sodium provoquent les mêmes problèmes que le sel de table, et on les trouve partout. Je vais vous en citer quelques-uns qui sont fréquemment ajoutés à vos aliments :

- l'alginate de sodium
- le benzoate de sodium
- le bicarbonate de sodium
- la caséinate de sodium
- le citrate de sodium
- le gluconate de sodium
- le lactate de sodium

le mono-fluorophosphate de sodium

le nitrate de sodium

le phosphate de sodium

le propionate de sodium

la saccharine de sodium

Parfois le mot « sodium » se cache sous d'autres appellations. Par exemple :

le calcium sodique

l'inosinate sodique

le phosphate sodique

le glutamate

Et il ne s'agit là que de quelques exemples !

En fait, le sodium est tellement omniprésent qu'il est pratiquement impossible de savoir exactement quelle est notre consommation de sodium quotidienne. Mais vous pouvez être certain que plus vous mangez d'aliments traités, plus vous absorbez de sodium.

• Le sodium dans l'eau

Un dernier mot au sujet du sodium. Dans de nombreuses régions, la teneur en sodium de l'eau du robinet est très élevée. Si l'eau contient plus de vingt milligrammes de sodium dans votre région, il serait sage de la remplacer par de l'eau distillée.

Pour connaître la teneur en sodium de l'eau de votre ville, il suffit de vous adresser au service compétent de la mairie.

Attention également aux eaux minérales, certaines contiennent trop de sodium. C'est le cas notamment de la Badoit (130 milligrammes de sodium par litre), de la Vichy Célestins (1 330 milligrammes) ou Saint-Yorre (1 800 milligrammes).

Les épices

CE PROGRAMME N'AUTORISE AUCUNE ÉPICE, AUCUNE HERBE ET AUCUN CONDIMENT, A L'EXCEPTION DU JUS DE CITRON FRAIS ET DU SUCCÉDANÉ DE SUCRE SANS SODIUM.

Le docteur Kempner souligne le côté illogique de la démarche visant à tenter de perdre du poids tout en rendant les aliments encore plus savoureux. De toute évidence, la tâche est plus difficile si vous êtes en présence d'aliments délicieux qui vous tentent énormément ! Mieux vaut vous contenter de produits suffisants pour satisfaire les besoins de votre organisme, mais qui ne vous inciteront pas à en manger plus qu'il n'en faut.

Les médicaments constituent une autre source de sodium « caché », qu'il s'agisse de ceux nécessitant une ordonnance ou de ceux qui sont en vente libre. Je vous conseille de lire attentivement la liste des composants de vos médicaments, et, s'ils contiennent du sodium sous une forme quelconque, de demander à votre médecin s'il existe un équivalent sans sodium que vous pourriez prendre.

Les bienfaits des restrictions de sel

Lors de la première phase de ce régime, vous consommerez moins de 20 milligrammes de sodium par jour. A mesure que vous progresserez dans le régime, cette quantité augmentera, mais elle restera toujours inférieure à 100 milligrammes par jour.

En raison de cette restriction de sodium, la plupart des gens qui suivent ce programme constatent qu'ils n'ont pratiquement plus jamais soif.

Comme vous ne consommerez presque plus de sel, vous n'aurez plus le moindre problème de rétention d'eau, et vous vous sentirez beaucoup plus à l'aise et moins « gonflé ». En fait, cette amélioration devrait devenir visible en quelques jours.

L'élimination du sel a un avantage supplémentaire : elle amoindrit votre appétit. En effet, les aliments épicés ont toujours tendance à aiguiser l'appétit.

J'ai entendu beaucoup de personnes protester en affirmant que les épices ne contenaient pas de calories, et qu'elles ne comprenaient pas pourquoi elles étaient interdites. Eh bien, il n'est pas nécessaire que vous compreniez la raison de cette interdiction, pas plus que vous ne devez l'aimer ni l'accepter. Mais si vous êtes raisonnable, vous la respecterez tout de même.

Si vous avez envie d'aliments qui aient bon goût, comme vous les aimez, vous contribuez à entretenir votre passion pour la nourriture, au lieu de vous en détacher. A long terme, ce choix est très important. Je pense que le fait de rendre vos aliments savoureux rendra ce régime plus difficile pour vous, au lieu de le faciliter.

Je ne saurais souligner suffisamment l'importance de cette règle. NE SALEZ PAS VOS ALIMENTS. N'Y AJOUTEZ PAS D'HERBES, D'EPICES NI DE CONDIMENTS, MEME CEUX QUI NE CONTIENNENT PAS DE SODIUM. UTILISEZ DU JUS DE CITRON FRAIS, ET DU SUCCÉDANÉ DE SUCRE SANS SODIUM, A L'EXCLUSION DE TOUT AUTRE ADDITIF.

LES VITAMINES

Vous devrez prendre chaque jour un supplément de vitamines comme ceux que l'on trouve dans toutes les pharmacies, sans ordonnance.

Essayez de trouver une formule de multivitamines et de sels minéraux qui contienne plus de vitamine B 12 que les autres ; cette vitamine se trouve en assez faibles quantités dans les régimes végétariens, et comme vous consommez très peu de protéines animales pendant les premières phases du régime Minceur, vous pouvez adopter cette solution.

LE SON

Le riz et les fruits vous apporteront une bonne quantité de fibres, et il ne devrait pas être nécessaire d'y ajouter du son. Cependant, si vous ne mangez que du riz blanc, vous souffrirez peut-être de constipation de temps à autre. Dans ce cas, ajoutez une petite quantité de son à vos repas. C'est un aliment très bon marché que l'on trouve dans les magasins de diététique.

LE CALCIUM

Aujourd'hui, on parle de plus en plus souvent de l'ostéoporose, qui menace en particulier les femmes de plus de quarante ans, et dont la carence en calcium pourrait être responsable.

Le régime Minceur n'autorise pas les produits laitiers lors de ses cinq premières phases ; par conséquent, certaines femmes pourraient avoir besoin de prendre régulièrement des suppléments de calcium. En effet, les femmes qui approchent de la ménopause doivent consommer de 800 à 1 000 milligrammes de calcium par jour, cette dose passant à 1 400 milligrammes après la ménopause.

La plupart des suppléments de calcium vendus sans ordonnance contiennent du sodium, c'est pourquoi je vous conseille de lire attentivement les étiquettes de tous les suppléments de calcium avant de faire votre choix.

LES MALAISES

La restriction du sodium dans l'alimentation occasionne souvent une baisse appréciable de la tension artérielle, qui peut parfois entraîner une légère sensation d'étourdissement quand vous changez brusquement de position. Il n'y a pas lieu de vous en inquiéter, et ces malaises se dissipent généralement en quelques secondes. Pour les éviter, passez lentement de la position allongée à la position assise, et de la position assise à la position debout.

Notez que ce problème peut être aggravé si vous prenez des tranquillisants, des sédatifs ou des somnifères. Mais vous ne devriez plus avoir besoin d'utiliser de tels médicaments. Le régime Minceur et un bon programme d'exercice vous permettront de vous sentir parfaitement bien, et vous n'aurez plus besoin de ces artifices !

LA FATIGUE

Il n'est pas rare de ressentir une certaine fatigue lors de la première semaine du régime, notamment en fin d'après-midi.

Ce problème disparaît rapidement et ne doit pas vous inquiéter. Bientôt, vous déborderez d'énergie et de vitalité. Le plus souvent, cette vitalité durera toute la journée. En fait, ce dynamisme extraordinaire deviendra très vite votre nouvelle manière d'être.

COMBIEN DE TEMPS FAUT-IL SUIVRE LA PHASE I DU REGIME ?

La réponse à cette question est très simple ! Si votre médecin est d'accord, vous devriez suivre cette première phase *le plus longtemps possible,* et tant que vous en tirerez des bienfaits. Je connais très peu de personnes qui n'aient pas pu la suivre au moins deux semaines, et j'ai vu beaucoup de patients consommer exclusivement des fruits et du riz pendant quatre à cinq mois.

Vous maigrirez si rapidement pendant cette phase (et votre appétit diminuera à un tel point) que vous aurez envie de la prolonger. Naturellement, la décision ne revient pas qu'à vous-même, et votre médecin vous fera savoir à quel moment votre organisme a besoin de consommer d'autres aliments.

Après quelques jours de consommation de fruits et de riz, vous serez surpris de constater que, quand vous songerez à tricher (et vous y penserez !), l'objet de vos convoitises sera les légumes, et non les aliments salés ou les sucreries. Le régime Minceur aura déjà entamé son œuvre remarquable en modifiant votre appétit et en restructurant vos goûts.

Il est important d'être bien prêt en vue de la phase II, avant même de l'adopter. Lisez cet ouvrage à l'avance, et arrangez-vous pour avoir sous la main tous les ingrédients nécessaires. Je vous conseille par exemple de préparer un bocal de sauce tomate et de le congeler, de manière à passer en souplesse à la phase II du programme.

Tant que votre médecin est d'accord, je vous conseille fortement de vous limiter aux fruits et au riz jusqu'à ce que vous ne puissiez plus les supporter. Je pense qu'une personne en bonne santé doit être en mesure de suivre cette première phase pendant deux semaines au moins. Les résultats vous enchanteront, et, si vous me pardonnez ce jeu de mots, les efforts que vous aurez déployés pour suivre cette phase le plus longtemps possible porteront leurs fruits !

CONSEILS DIVERS

- Les fruits constituant l'élément de base de cette phase du régime, vous devez acheter les fruits les plus frais, les plus beaux et les plus juteux que vous pourrez trouver. Vous dépenserez très peu d'argent pour votre nourriture, par conséquent vous devez vous sentir libre de vous offrir une petite gâterie de temps à autre comme des fraises hors saison ou des papayes importées. Achetez toujours les fruits qui vous *attirent.*
- Ne gardez pas chez vous plus d'aliments que ceux dont vous avez besoin. En effet, vous risqueriez de vous sentir attiré par ces aliments supplémentaires et vous finiriez par céder à cette envie. Si d'autres membres de votre famille veulent des aliments qui ne vous sont pas autorisés, envisagez de les enfermer dans un placard dont tout le monde aura la clef, sauf vous bien sûr.
- Il est très facile d'emporter du riz et des fruits à votre bureau, pour déguster un déjeuner délicieux qui vous

rassasiera. Vous pouvez également envisager de suivre ce régime en même temps qu'un ou une collègue de bureau qui désire maigrir, de manière à vous encourager mutuellement.

- Oubliez les phases suivantes du régime pour vous concentrer uniquement sur celle que vous suivez au moment présent. Ne vous demandez pas « quand » vous aurez droit aux produits laitiers. Il ne faut pas penser à ce jour futur, mais seulement aux cinq minutes suivantes, et faire face à la situation présente. Ne pensez qu'à la journée d'*aujourd'hui*. Vous songerez à demain en temps voulu.

- Pour vous discipliner et éviter les écarts, inscrivez avant chaque repas ce que vous allez manger exactement sur une petite fiche. N'oubliez aucun détail, même l'eau et le café. Ensuite, prenez votre repas en respectant tout ce que vous avez écrit.

- Même si vous avez droit à une certaine quantité de fruits au sirop, vous pourrez prendre deux fois plus de fruits sans addition de sucre si vous choisissez des fruits au naturel, ou des fruits frais. De plus, ce choix vous aidera à vous libérer progressivement de votre goût pour le sucre, c'est pourquoi je vous conseille cette solution.

- Autrefois, je buvais tellement d'eau pendant les repas (vous vous souvenez de ma consommation de sel ?) qu'un jour, mon oncle avait posé un aquarium plein d'eau devant mon assiette au lieu d'un verre ! Naturellement, je ne cessais de courir aux toilettes, et je devais même me lever plusieurs fois dans la nuit. Pendant les premiers jours de ce régime, quand vous modifiez de manière radicale vos habitudes alimentaires en éliminant complètement le sel, vous pouvez vous attendre à uriner fréquemment. Cependant, ce problème sera de courte durée, et vous bénéficierez bientôt de nuits entières de repos ininterrompu et d'un sentiment général de bien-être.

- Mangez à heures régulières. Votre organisme s'habituera à être nourri à des moments bien précis, et pas à d'autres. Choisissez une fourchette d'une heure et demie pour chaque repas, et prenez toujours vos repas dans cet intervalle.

- TRÈS, TRÈS IMPORTANT : ne soyez pas un martyr de ce régime. Vous devez vous sentir à l'aise en mangeant ce qui vous plaît. Si vous aimez les bananes, mangez des bananes. Ne vous dites pas que vous pourriez économiser des calories en remplaçant votre banane par un demi-pamplemousse. Ce régime est suffisamment exigeant pour que vous ne vous imposiez pas de privations supplémentaires. Il est important de faire tout votre possible pour pouvoir le suivre très longtemps.

Bien sûr, les calories ont de l'importance, mais ce régime contient très peu de calories, quels que soient les fruits que vous choisirez. Dans ces conditions, pourquoi vous priver dans le seul but d'économiser une trentaine de calories ? Croyez-moi, vous maigrirez très vite de toute façon, même en mangeant des bananes ou des fruits secs à chaque repas.

Les régimes sont généralement considérés comme des moments de souffrance, mais ce n'est pas une fatalité. N'oubliez pas que c'est une mesure que vous prenez *dans votre intérêt* et non pour vous brimer.

■ Si vous avez particulièrement faim à l'occasion d'un repas précis, n'hésitez pas à prendre le fruit le plus gros que vous pourrez trouver. Il est vrai qu'une « portion » de fruits correspond à une pomme, une orange ou une poire *moyennes,* mais si vous vous sentez frustré et fragile, le fait de choisir un fruit très gros ne représentera qu'un supplément de vingt ou trente calories. Si cela vous évite d'éprouver une grande frustration, voire de renoncer au régime, ce petit écart vaut largement d'être consenti.

Il faut se montrer obéissant pour suivre ce régime, mais il faut également savoir être *raisonnable.* Les quelques calories supplémentaires apportées par un gros fruit ne vous feront pas de mal et ne nuiront pas à votre amaigrissement.

■ Si vous n'avez pas vraiment faim lors d'un repas et ne mangez pas tout votre riz et tous vos fruits, ne vous dites jamais que vous les mangerez plus tard. Quand un repas est terminé, il est terminé. Vous n'avez pas le droit de conserver vos aliments pour plus tard. Mangez tout ce que vous voulez lors des repas, dans la limite des proportions autorisées, et *c'est tout.* Essayez de perdre l'habitude de manger entre les repas, même si cela n'ajoute rien à votre consommation quotidienne de calories. N'oubliez pas qu'il s'agit de modifier et d'améliorer les habitudes alimentaires que vous avez acquises au fil de nombreuses années

■ Si vous n'avez pas très faim, ne vous sentez pas obligé de manger tout ce qui vous est autorisé. Consommez ce dont vous avez envie. Vous pouvez même sauter un repas si vous êtes sûr de pouvoir vous passer de nourriture jusqu'au repas suivant. Personnellement, j'avais pris l'habitude de ne pas prendre de petit déjeuner car je n'ai pas très faim le matin, et cela ne m'a fait aucun mal.

■ Naturellement, les écarts ne sont pas autorisés. Mais cela ne signifie pas qu'ils ne se produisent pas de temps à autre. Parfois, on a besoin d'une petite « gâterie » pour passer un moment difficile. Je m'autorisais à mâcher du chewing-gum quand j'en avais vraiment envie — qu'il soit sucré ou non sucré. J'apprécie particulièrement les chewing-gum parfumés aux fruits et ils vous apportent une saveur sucrée quand vous en ressentez le besoin.

Il m'arrive de me passer de chewing-gum pendant des semaines entières. D'autres fois, j'en mâche jusqu'à trois ou quatre paquets en une journée. Chaque chewing-gum apportant environ vingt calories, il faut donc se montrer prudent. Mais si vous ne faites pas d'écarts plus importants, croyez-moi, vous êtes sur la bonne voie.

Je connais d'autres personnes qui s'autorisent de temps à autre des boissons sucrées sans sodium. Si vous les imitez, lisez attentivement les étiquettes, car la plupart des boissons sucrées, même diététiques, contiennent beaucoup de sodium.

De plus, les inscriptions figurant sur les paquets peuvent être trompeuses. Sur certains, on peut lire « sans sel », et il est vrai que la boisson ne contient pas de sel, mais il n'est pas dit qu'elle ne contient pas de *sodium.* Sur d'autres emballages, on peut lire « faible teneur en sodium », ce qui est vrai, en comparaison d'autres boissons sucrées. Malheureusement, elles contiennent encore trop de sodium pour convenir à ce régime.

Par conséquent, il convient de faire preuve de vigilance. Une eau gazeuse comme le Perrier est acceptable, de même que l'eau distillée et les eaux gazeuses qui contiennent moins de 10 milligrammes de sodium.

Vous trouverez d'autres écarts « acceptables » par la suite dans ce programme, mais pour le moment, limitez-vous à ces deux solutions, et le plus rarement possible.

7

Phases II à V : la progression

Maintenant, vous avez suivi la première phase du régime Minceur pendant au moins quelques semaines, et vous pensez qu'il est temps de progresser.

Cette formulation n'est peut-être pas exacte. En fait, vous vous dites sans doute que vous ne pourriez pas supporter cette phase I une journée de plus ! Ce n'est que si vous avez atteint ce point de saturation, et si votre médecin est d'accord, que vous êtes prêt à passer à la phase II !

Vous avez sans doute éprouvé des sentiments très variés au cours de cette première étape, de la morosité, quand vous pensiez que ce régime était intolérable, à l'euphorie, quand vous constatiez que vous aviez perdu encore un kilo et que vous vous sentiez très bien.

Physiquement, vous vous êtes parfois senti légèrement fatigué (une fatigue passagère), et le plus souvent débordant d'énergie.

Malgré des difficultés provisoires, vous êtes enchanté des résultats et fier de vous-même pour avoir réussi à suivre ce régime. En réalité, il ne vous a sans doute pas paru aussi difficile que vous l'auriez cru.

Mais vous avez envie de manger autre chose que du riz et des fruits. Vous êtes même prêt à ne plus jamais en manger de votre vie. Même les bananes que vous appréciiez tant ont perdu leur charme. Le plus étonnant, c'est que, maintenant, ce sont les légumes qui vous attirent le plus.

Il est amusant de noter que si on vous avait proposé des légumes nature avant que vous n'entamiez ce régime, vous auriez probablement fait une moue de dépit, ou vous les auriez mangés salés, épicés ou en sauce. Or, maintenant, même des brocolis cuits à l'eau vous font saliver. Quant à une pomme de terre au four...

Ce régime est efficace sur le plan *physique,* tout simplement parce qu'il fournit à la machine qu'est le corps humain le carburant destiné par la nature à le maintenir en vie.

Il est également efficace sur le plan *psychologique* en raison de sa conception. En effet, au lieu de se sentir privé par une alimentation si simple et si fade, votre palais est progressivement nettoyé et modifié par la réapparition graduelle de différents groupes d'aliments, de sorte que les aliments les plus ordinaires vous semblent maintenant délicieux.

Il y a quelques semaines, vous aviez envie de ces produits traités et pleins de substances chimiques qui détruisaient votre silhouette et votre santé. Aujourd'hui, après quelques semaines de riz et de fruits, vous avez tout simplement envie d'une généreuse portion de légumes !

Les phases II à V vous font passer du stade initial du riz et des fruits au stade d'entretien. Chaque étape voit l'apparition d'un nouveau groupe d'aliments, jusqu'à ce que vous ayez atteint ce qu'on peut appeler le « régime libre » : une alimentation variée faite de produits délicieux, qui constituent un régime nourrissant et bien équilibré.

Il est important de rester le plus longtemps possible sur chaque phase et de ne passer à la suivante que lorsque vous êtes littéralement à bout de résistance. Ainsi, vous apprécierez pleinement chaque groupe d'aliments à mesure qu'ils apparaîtront dans votre régime. Un grand nombre d'entre vous goûteront pour la première fois la saveur *réelle* des aliments, et cela leur plaira !

Chaque fois que vous aborderez une nouvelle phase, relisez les conseils et les restrictions énoncés pour la phase I, car ils s'appliquent à toutes les phases du régime.

N'oubliez pas : JAMAIS DE SEL NI D'ÉPICES.

Phase II : les tomates et la sauce tomate

La phase II est une étape de transition qui vous préparera à la réapparition des légumes dans votre alimentation.

Maintenant, en plus des aliments autorisés pour la phase I, vous pourrez choisir l'un des plats suivants à la fois au déjeuner et au dîner.

SAUCE TOMATE DU REGIME MINCEUR

Par personne, utilisez 2 tomates mûres épluchées, 1/4 de poivron vert coupé en morceaux, et 1/4 d'oignon moyen coupé en dés. Faites cuire ces ingrédients ensemble à feu doux jusqu'à ce que les oignons et le poivron aient ramolli. Si vous aimez les sauces légères, vous pouvez ajouter 1 cuillère à soupe d'eau. En revanche, si vous appréciez les sauces épaisses, laissez bouillir jusqu'à ce que l'eau se soit évaporée et que le mélange prenne une consistance plus épaisse.

Facultatif : essayez le jus de citron et le succédané de sucre sans sodium pour donner des saveurs différentes à cette sauce.

SALADE DE TOMATES

Utilisez 2 tomates pelées par personne. Ajoutez 1/4 de poivron vert coupé en lamelles, et 1/4 d'oignon moyen coupé en tranches. Servez avec des morceaux de citron, si vous le désirez.

■

La phase II autorise uniquement l'apparition de ces deux plats. Pas de sauce tomate en conserve, de concentré de tomate, de jus de tomate, ni de cocktails de jus de légumes. Vous pouvez si vous le souhaitez remplacer les tomates fraîches par des tomates en conserve au naturel et sans sodium. Utilisez 2 tomates entières par personne.

Menu type de la phase II

Le petit déjeuner reste le même que celui de la phase I.

Vous pouvez maintenant remplacer un fruit par l'un des deux plats autorisés par la phase II, au déjeuner et au dîner. Vous n'avez toujours droit qu'à trois plats différents par repas. Cependant, vous pourrez maintenant varier davantage vos menus.

Voici un menu type d'une journée de la phase II :

PETIT DEJEUNER	1 fruit N'importe quelle boisson non calorique
DEJEUNER	Sauce tomate 1 portion de riz 1 fruit N'importe quelle boisson non calorique
DINER	Salade de tomates avec poivron vert et oignon Céréales au froment 1 fruit N'importe quelle boisson non calorique

Si vous avez suivi correctement la phase I du programme, le goût de la tomate vous semblera tout simplement divin. J'ai mangé dans les meilleurs restaurants du monde, mais je peux vous affirmer que rien ne m'avait jamais semblé plus délicieux que la première sauce tomate de mon régime Minceur.

Conseils divers

■ Mon premier « écart » s'est produit après deux semaines de riz et de fruits. Ayant envie de légumes, je suis allée dans un restaurant spécialisé dans les salades et j'ai avalé cinq assiettes de champignons d'affilée. Chacune de ces assiettes était plus copieuse que la précédente. A la fin, j'ajoutais même de l'assaisonnement. Je savais alors que j'étais vraiment prête à passer à la phase suivante du régime ! C'est pourquoi je vous répète qu'il faut *vous préparer* en vue de la phase II. Achetez quelques tomates, des poivrons verts, et des oignons à l'avance, et faites cuire et congelez quelques portions de sauce tomate.

- Il arrive que des personnes qui suivent ce régime nous fassent part d'une certaine inquiétude pour leur santé en raison de la sévérité du programme. Je suis toujours amusée que des gens qui adoptent une alimentation aussi saine se préoccupent de leur bien-être, surtout lorsqu'on songe aux quantités de nourriture traitée et nocive qu'ils ont absorbées jusque-là ! Croyez-moi, en comparaison de votre alimentation habituelle, ce régime ne peut que vous permettre de vous sentir mieux !
- Ne vous inquiétez pas si vous n'allez pas à la selle chaque jour. Ce n'est pas nécessaire. Faites confiance à votre corps, il trouvera son équilibre de lui-même.
- Comment allez-vous pouvoir vous passer de sel et d'épices ? N'oubliez pas que les épices stimulent l'appétit. (En fait, c'est même l'une des raisons de leur existence.) Quant au sel, non seulement il peut avoir des conséquences physiques négatives, comme nous l'avons déjà vu, mais une étude récente fait apparaître qu'il nous affecte également sur le plan psychologique, nous rendant nerveux et angoissé.
- Vous pouvez ajouter la sauce tomate à votre plat de riz, afin de lui donner un goût plus savoureux et plus relevé. Vous pouvez également couper les tomates en morceaux et les placer sur des brochettes, en les alternant avec des morceaux de poivron vert et d'oignon. Faites-les ensuite griller ou rôtir jusqu'à ce que les légumes soient ramollis ou dorés, selon votre goût.

Phase III : les légumes

Désormais, la plupart des légumes vous seront autorisés. Cependant, certains « classiques » des régimes, comme le céleri, les épinards et le cresson, ne figureront pas dans vos menus en raison de leur teneur élevée en sodium. De même, les légumes secs seront encore interdits.

Il est préférable de choisir des légumes *frais*, car ils sont riches en fibres et leur teneur en nutriments est restée intacte. Vous pouvez consommer des légumes surgelés à condition qu'ils ne contiennent pas la moindre trace de sel. A une certaine époque, la plupart des légumes surgelés ne contenaient pas de sel. Mais dernièrement, j'ai constaté que certains emballages portaient la mention : « faible teneur en sel ». Malheureusement, cela signifie que vous ne pouvez pas les consommer dans le cadre de ce régime. J'espère que cet ouvrage incitera les producteurs à reconsidérer cette situation et à nous fournir les aliments surgelés naturels dont nous avons besoin.

Les légumes en conserve ne sont pas autorisés, car ils sont très riches en sodium. Cependant, les légumes en bocaux qui ne contiennent *pas du tout* de sodium sont acceptables, par opposition à ceux qui ont une « faible teneur » en sodium. Il faut toutefois savoir que leur teneur en fibres est très faible et que leurs nutriments ont été en grande partie détruits lors du traitement. C'est pourquoi, même s'ils sont acceptables, je ne vous les recommande pas. Il faut les considérer comme des recours ultimes en cas de pénurie de légumes frais.

Lisez soigneusement les étiquettes avant d'acheter des légumes traités, quels qu'ils soient. Achetez toujours des produits qui contiennent exclusivement des légumes, ou des légumes et de l'eau. N'oubliez pas que la moindre trace de sodium peut suffire à enrayer l'efficacité de ce programme.

Voici les quantités que représente une portion de légumes. Ces mesures concernent les légumes cuits. Seuls les légumes figurant dans cette liste sont autorisés. Vous remarquerez que certains légumes sont suivis de la mention : « une fois par semaine ». Ces légumes facultatifs ont en effet une teneur en sodium légèrement supérieure aux autres, et si vous les choisissez, vous devrez vous contenter d'une portion d'*un seul* de ces légumes par semaine.

artichaut	1 moyen (1 fois par semaine)
asperges	
fraîches, fines	15 à 20
surgelées	1/2 paquet
conserve, sans sodium	1/2 boîte
aubergine pelée	1 1/2 à 2 tasses
bambou, pousses de	225 grammes
betterave	3/4 de tasse (1 fois par semaine)
brocolis, frais ou surgelés	1 à 1 1/2 tasse
carottes, fraîches, surgelées ou conserve, sans sodium	1 à 1 1/2 tasse (1 fois par semaine)
champignons	1 à 1/2 tasse
châtaignes	225 grammes
chou, rouge ou blanc	1 1/2 à 2 tasses
chou-fleur	
frais	1/4 de beau chou
surgelé	1 1/2 à 2 tasses
choux de Bruxelles, frais ou surgelés	1 à 1 1/2 tasse
concombre	1
courge	2/3 de tasse
courgettes	1 1/2 à 2 tasses
endives	2 à 3 tasses
gombos, frais	225 grammes
haricots, verts ou beurre, frais, surgelés ou en conserve, sans sodium	1 à 1 1/2 tasse
maïs, surgelé ou conserve, sans sodium	3/4 de tasse
navets	1/2 tasse (1 fois par semaine)
oignons, toutes variétés	2 moyens
poireaux	110 grammes
pois, frais, surgelés ou conserve, sans sodium	2/3 de tasse
poivrons, verts ou rouges	2 entiers
pomme de terre, toutes variétés	1 moyenne
potiron	1 tasse
radis	1 1/2 à 2 tasses
rutabaga	3/4 de tasse
salade verte	1/2 moyenne

tomates	
fraîches	2 moyennes
conserve, sans sodium	2, avec 2 cuil. à soupe de jus
concentré, sans sod.	1/4 de tasse
sauce ou purée, sans sodium	2/3 de tasse

Les condiments

Bonnes nouvelles !

Si vous n'avez pas de problèmes de cholestérol, vous pouvez désormais ajouter le vinaigre blanc à la liste des condiments qui vous sont autorisés, à côté du jus de citron frais et du succédané de sucre sans sodium. Il s'agit d'un ingrédient supplémentaire qui n'entre pas dans la liste de vos sept aliments quotidiens.

Vous trouverez également dans ce chapitre une recette d'assaisonnement de salade. Vous pouvez l'employer, avec modération, au déjeuner et au dîner pour agrémenter le riz, les pommes de terre au four ou les salades.

Vous pouvez aussi désormais utiliser de petites quantités d'huile minérale (paraffine) dans vos préparations. L'huile minérale ne contient pas de calories et traverse votre organisme sans être assimilée.

■

Menus types de la phase III

Le petit déjeuner reste le même (un fruit et une boisson non calorique de votre choix), mais les déjeuners et les dîners peuvent désormais associer les fruits, les légumes et les équivalents de riz qui vous plaisent le plus. Vous devriez toujours vous limiter à sept plats par jour, mais il n'est plus indispensable de prendre un fruit ou un plat à base de riz par repas.

Voici des exemples de menus types :

JOUR 1

PETIT DEJEUNER	1/2 pamplemousse Café décaféiné
DEJEUNER	Potage aux légumes 1 épi de maïs 1 tranche de pastèque Boisson non calorique

DINER 1 poivron vert farci (compte pour 2 portions)
Compote de pommes
Boisson non calorique

JOUR 2

PETIT DEJEUNER 4 pruneaux cuits
Boisson non calorique

DEJEUNER Riz à l'espagnole
Courgettes
Ananas
Boisson non calorique

DINER Pomme de terre au four
Salade mixte avec vinaigre ou jus de citron
Banane
Boisson non calorique

JOUR 3

PETIT DEJEUNER 1 orange
Boisson non calorique

DEJEUNER Bol de riz recouvert de
mélange de poivron vert/champignons/oignons
Pomme
Boisson non calorique

DINER Oignons aux tomates
Pointes d'asperges
Salade de fruits frais
Boisson non calorique

Encore une fois, ces menus ne sont que des exemples ; il ne s'agit pas d'obligations. Vous pouvez les remplacer par les plats autorisés que vous appréciez. Vous pouvez varier vos repas, ou au contraire consommer vos aliments favoris à chaque menu (à l'exception des légumes suivis de la mention « 1 fois par semaine »). *Choisissez les aliments qui vous plaisent.*

■

Recettes

La plupart des recettes du régime Minceur font appel à des préparations très simples. Cela ne signifie pas que l'originalité soit interdite. Vous pouvez utiliser tous les aliments autorisés pour créer les plats qui vous séduiront. Voici quelques possibilités. Chaque recette s'entend pour une personne, sauf précision contraire.

CROQUETTES DE POMME DE TERRE ET DE RIZ

Epluchez une pomme de terre de taille moyenne et faites-la cuire à l'eau jusqu'à ce qu'elle ramollisse. Ajoutez 2 cuillerées à soupe d'oignon haché et 2 cuillerées à soupe de riz cuit, et mélangez bien, en écrasant la pomme de terre. Constituez des boulettes et déposez-les dans un plat anti-adhésif. Laissez cuire au four à 225 degrés jusqu'à ce que les croquettes aient légèrement doré, puis retournez-les et laissez dorer l'autre côté.

COURGETTE AU FOUR

Coupez 1 courgette en tranches. Faites-les blanchir dans de l'eau bouillante avec le 1/4 d'un oignon coupé en dés jusqu'à ce que les légumes soient tendres. Egouttez et ajoutez 1/2 tasse de riz blanc cuit. Ecrasez les ingrédients ensemble à l'aide d'un presse-purée. Disposez le tout dans un plat anti-adhésif. Faites cuire au four à 225 degrés jusqu'à ce que le mélange soit doré.

AUBERGINE A LA SAUCE TOMATE

Epluchez 1 aubergine, coupez-la en dés et mélangez-la avec de l'oignon haché et des lamelles de poivron vert selon votre goût. Ajoutez environ 1 tasse de sauce tomate du régime Minceur (voir p. 62) et un sachet de succédané de sucre sans sodium (facultatif). Répartissez dans un plat rectangulaire, couvrez, et faites cuire au four à 225 degrés jusqu'à ce que le mélange soit tendre. Une tasse représente une part.

OIGNONS AUX TOMATES

Prenez un plat à revêtement anti-adhésif. Coupez 2 petits oignons en tranches fines et alignez-les au fond du plat. Recouvrez de 1/2 tasse de sauce tomate du régime Minceur (voir p. 62) et saupoudrez de succédané de sucre sans sodium (facultatif). Faites cuire au four à 225 degrés jusqu'à ce que le mélange soit à la consistance que vous préférez. Vous pouvez également faire griller les oignons.

POTAGE AUX TOMATES ET AUX LEGUMES

Utilisez la sauce tomate du régime Minceur (voir p. 62) comme base. Ajoutez tous les légumes que vous avez sous la main, coupés en dés ou en petits morceaux. Faites cuire à feu doux jusqu'à ce que les légumes soient tendres. Si le potage épaissit trop, ajoutez un peu d'eau pendant la cuisson. Une tasse représente une part.

POTAGE AUX LEGUMES

Vous pouvez faire des potages à partir de nombreux autres légumes, en les faisant cuire dans l'eau jusqu'à ce qu'ils soient tendres, puis en les pressant en purée. Les pommes de terre, les brocolis et le chou-fleur se prêtent très bien à cette préparation. Vous utiliserez tout ou partie de l'eau de cuisson pour obtenir la consistance que vous préférez. Une tasse représente une part.

POMME DE TERRE « CHIPS »

Faites cuire au four ou bouillir une pomme de terre de taille moyenne jusqu'à ce qu'elle soit facile à percer à l'aide d'une fourchette. Coupez-la en tranches que vous disposerez dans un plat anti-adhésif. Placez sous le gril jusqu'à ce que les tranches de pomme de terre soient dorées. Retournez-les et faites dorer l'autre côté. Servez nature ou arrosé de jus de citron.

POIVRON VERT FARCI

Nettoyez un poivron vert, découpez un chapeau autour de la queue et ôtez les pépins. Remplissez la cavité d'un mélange de riz cuit et de sauce tomate du régime Minceur (voir p. 62). Disposez le poivron dans un plat, recouvrez de 1/4 de tasse de sauce tomate, et faites cuire à découvert au four à 175 degrés jusqu'à ce que le poivron soit tendre. Chaque poivron farci représente deux portions.

ASSAISONNEMENT POUR SALADE DU REGIME MINCEUR

Mixer les ingrédients suivants : 1 tomate mûre pelée, 1 petit oignon coupé en dés, le jus de 1 citron, 1/2 tasse de riz blanc cuit, 1 sachet de succédané de sucre sans sodium, et 1/4 de tasse d'huile minérale. Cet assaisonnement est excellent sur les salades ou les pommes de terre au four. Si vous l'utilisez raisonnablement, il n'est pas nécessaire de le comptabiliser dans vos aliments quotidiens.

RUTABAGA AUX POMMES

Pelez 1 rutabaga et coupez-le en dés. Faites bouillir jusqu'à ce qu'il soit tendre. Ajoutez une pomme coupée en tranches et laissez de nouveau bouillir 3 minutes. Egouttez et réduisez le tout en purée. Pour 2 personnes.

RIZ A L'ESPAGNOLE

Ajoutez 1 tasse de sauce tomate du régime Minceur (voir p. 62) à 1 tasse de riz blanc cuit. Faites réduire à feu moyen jusqu'à ce que le mélange ait épaissi, la quasi-totalité du liquide s'étant évaporée. Vous pouvez ajouter des champignons frais, si vous le souhaitez. Pour 2 personnes.

CAROTTES A L'ORANGE ET AUX RAISINS SECS

Faites cuire 2 carottes dans 1/2 tasse de jus d'orange jusqu'à ce que le liquide réduise et épaississe. Ajoutez 1 cuillerée à soupe de raisins secs et mélangez.

RIZ A LA CHINOISE

Coupez en dés un oignon et un poivron vert, disposez-les dans une poêle anti-adhésive et laissez cuire sur feu doux jusqu'à ce qu'ils aient légèrement ramolli. Ajoutez 1 à 2 tasses de champignons frais coupés en tranches et laissez cuire jusqu'à ce que tous les légumes soient tendres. Servez avec du riz cuit. Vous pouvez ajouter des germes de soja frais, si vous le désirez. Pour 2 personnes.

CHOU AUX POMMES ET AUX RAISINS SECS

Coupez en dés 1/8 de chou avec 1/4 de pomme. Mettez-les dans une casserole, ajoutez suffisamment d'eau pour qu'ils soient recouverts. Faites bouillir, puis égouttez quand ils sont tendres. Ajoutez 1 cuillerée à soupe de raisins secs et mélangez.

Conseils divers

- Comme il s'agit d'un point très important, je vais me répéter : choisissez seulement les aliments que vous appréciez vraiment. Ne prenez pas un concombre de préférence à une pomme de terre simplement pour économiser quelques calories. Il est plus important de préparer des repas qui vous satisferont et qui vous inciteront à poursuivre le régime.

- Les fruits et les légumes de couleurs vives contiennent généralement plus de vitamines que les autres. Offrez-vous ce qu'il y a de mieux.

- Avec l'apparition de légumes riches en fibres dans votre programme, vous ne devriez plus avoir besoin de consommer du son. Si vous choisissez de continuer à en prendre, veillez à absorber suffisamment de liquide pour permettre au son de remplir normalement son rôle.

- Il est préférable de prendre trois petites portions de trois aliments différents lors d'un repas plutôt que de prendre une triple portion du même aliment. En effet, les trois aliments vous donneront le sentiment d'avoir fait un repas plus complet. De plus, des portions trop importantes risqueraient de stimuler votre « envie de nourriture » et de vous donner l'impression que vous ne savez pas vous modérer. Une assiette surchargée de nourriture, même si celle-ci ne contient que très peu de calories, correspond au repas d'une personne obèse. Des portions plus petites d'aliments variés vous habitueront à vous modérer.

- Vous avez sans doute entendu parler des sauces et des condiments sans sel que l'on trouve maintenant dans la plupart des supermarchés et des magasins d'alimentation diététique, et vous êtes tenté. Je sais que ces produits ne contiennent que très peu de calories, et pratiquement pas de sodium. Cependant, il s'agit d'acquérir des habitudes qui vous aideront à vous libérer de votre goût pour les aliments salés et épicés pendant toute votre vie, et il faut progresser dans la bonne direction. Les bénéfices à long terme de ce régime seront nettement supérieurs si vous parvenez à vous habituer au goût des aliments naturels, sans sel, sans épices et sans sucre.

  L'essentiel est de ne pas donner aux aliments naturels le goût que vous appréciez, mais d'apprendre à aimer les aliments tels qu'ils sont, sans artifices. Ainsi, vous pourrez consommer des produits qui vous plaisent tout en restant mince ! Il vous faudra peut-être un certain temps pour apprécier vraiment le goût naturel des aliments, mais avec le temps, votre appétit se modifiera, et finalement, vous savourerez avec délice chaque bouchée. Après tout, les aliments n'ont jamais été prévus pour être altérés, pour que leur arôme soit masqué par des épices et du sel.

- Ne préparez pas de grandes quantités d'un plat à l'avance, en pensant être tranquille pendant un moment. En effet, vous auriez de quoi manger pendant quelque temps, mais à moins qu'il ne s'agisse d'un plat que vous appréciez particulièrement, vous vous en lasserez rapidement et vous risquez d'éprouver un sentiment de frustration.

- Vous pouvez manger des pommes de terre à chaque repas si vous le désirez. Elles sont très nourrissantes et contiennent relativement peu de calories. Elles ont été pendant très longtemps victimes d'une mauvaise publicité. Je vous affirme que vous pouvez en consommer tous les jours tout en maigrissant très rapidement.

NOTE IMPORTANTE : Je souhaite ajouter quelques précisions quant à la taille des portions et au bon sens dont il faut faire preuve à ce sujet. Les portions acceptables pour chaque aliment sont précisées dans mes listes, mais il faut les considérer comme des directives générales, et non comme des principes sacrés à ne jamais bouleverser.

Les portions n'ont pas besoin d'être mesurées de manière très précise ! En effet, ce régime vise entre autres à éliminer votre obsession de la nourriture. L'acharnement à consommer *précisément* deux tiers de tasse de courgette n'est pas vraiment préférable à l'acharnement que vous mettiez dans le passé à consommer toutes sortes d'aliments nocifs.

Le problème de ces obsessions, c'est qu'elles mènent souvent à la fringale et aux excès. Je suis certaine qu'il vous est déjà arrivé de vous dire que, comme vous aviez pris une tomate de trop, vous aviez enfreint les règles de votre régime, et que vous pouviez continuer à tricher ce jour-là, mais que vous reprendriez votre régime *dès le lendemain* ! Il n'est pas rare que des personnes qui commettent des écarts minimes les utilisent pour justifier des excès beaucoup plus importants.

Pour prévenir cette situation de tout ou rien, ce régime vous laisse quelque liberté en ce qui concerne les quantités. Cela vous permettra d'acquérir une certaine maturité à l'égard de la nourriture, et de vous montrer raisonnable et sage.

Voyons les choses telles qu'elles sont. La plupart des gens, même ceux qui ont les habitudes alimentaires les plus désastreuses, ont une idée assez juste de ce que représente une portion « normale » de nourriture. Si vous ne le savez pas encore, je vous conseille d'*apprendre* à estimer ces quantités, et de les respecter ensuite au cours de vos repas. Que cela ne vous empêche pas d'augmenter légèrement votre portion si vous avez particulièrement faim, ni de manger un peu moins si votre appétit n'est pas très aiguisé. Et je vous en prie, ne vous souciez pas des calories. Une demi-tasse de légumes en plus ou en moins n'aura aucune influence sur votre poids. En revanche, le fait de vous montrer *raisonnable* sera très important.

J'ai connu une femme qui prétendait n'avoir aucune idée de ce qui constituait une portion « normale ». Elle se préparait des glaces d'un litre, les plaçait au congélateur, puis les dévorait en un seul repas. Le lendemain, elle se plaignait en se demandant comment elle avait pu prendre du poids, puisqu'elle n'avait mangé qu'*une part* de glace. Mais je crois bien qu'en réalité elle était consciente des excès auxquels elle se livrait.

Si vous ne vous sentez pas prêt à faire face à une telle liberté dans vos rapports avec la nourriture, respectez les quantités conseillées au chapitre précédent. Si les règles strictes vous aident, ne jouez pas les héros. Vous êtes seul juge de ce qui pourra vous aider à respecter le programme. Vous pourrez toujours exercer votre bon sens plus tard, quand votre problème avec la nourriture sera en grande partie résolu.

Les écarts

Je vous avais promis d'autres suggestions pour vos éventuels écarts, les voici.

Si vous avez envie de manger ou si vous ressentez un impérieux besoin de mâcher quelque chose, choisissez du chou cru ou cuit, des brocolis, du chou-fleur ou des choux de Bruxelles. Tous ces légumes contiennent du bêtacarotène, qui posséderait selon des études récentes des propriétés anticancéreuses. Si vous devez tricher, autant le faire en donnant à votre organisme des aliments sains. Les carottes contiennent également du bêtacarotène, mais elles sont trop riches en calories pour constituer un écart acceptable dans ce programme.

Phase IV : les protéines

L'arrivée du poulet constitue une étape très importante dans le régime Minceur. Ce sera l'une des expériences les plus agréables de votre vie !

Cependant, même si vous « avez droit » au poulet, vous devez l'adopter très progressivement : au début, il n'est autorisé qu'une fois par semaine, puis on passe à trois, puis à cinq fois par semaine, jusqu'à ce qu'on soit autorisé à consommer du poulet une fois par jour.

De toute façon, vous n'avez *jamais,* en aucun cas (bon, peut-être une fois par an pour votre anniversaire) le droit de consommer des protéines animales plus d'une fois par jour.

Je suppose que vous serez enchanté de pouvoir commencer à manger du poulet. Après tout, la nourriture vous plaît et vous attire toujours. Mais maintenant, vous savez vous restreindre et choisir vos aliments avec sagesse.

La phase IV apporte les aliments suivants à votre programme :

- **Le poulet**

Un blanc de poulet moyen. Ne prenez que du blanc, jamais d'os. Un blanc représente environ 60 à 80 grammes de viande. Le poulet ne doit jamais être frit, mais vous pouvez le faire rôtir, griller ou cuire à la vapeur. La peau et la graisse visible doivent être ôtées *avant* la cuisson.

- **Le poisson**

60 à 110 grammes de poisson maigre. Ne mangez pas de saumon, de thon, de maquereau, de sardines, de mulet, de carrelet, de hareng. Les autres poissons sont acceptables. Ne prenez que des poissons frais ou surgelés (sans sel), jamais en conserve. Rincez bien le poisson avant de le préparer.

Les crustacés et les fruits de mer ne sont pas autorisés en raison de leur teneur très élevée en sodium. Par conséquent, évitez la langouste, les crevettes, les langoustines, les coquilles Saint-Jacques, les clams, le crabe, les huîtres, les moules, etc.

- **La dinde**

60 à 80 grammes de blanc de dinde sont autorisés. Vous pouvez faire rôtir la dinde, la faire griller ou la cuire à la vapeur. Veillez à retirer la peau et toute la graisse visible avant la cuisson.

- **Les légumes secs**

A la phase IV du régime Minceur, les volailles et le poisson sont permis, mais les personnes végétariennes ont également besoin d'une source de protéines.

Vous pouvez par conséquent ajouter les aliments suivants à la liste de ceux qui sont maintenant autorisés :

Pois secs : Pois cassés, pois chiches, etc. 1/2 tasse de pois crus, que vous ferez tremper avant de les préparer.

Haricots secs : Toutes les variétés. 1/2 tasse de haricots crus, que vous ferez tremper avant de les préparer.

Lentilles : Toutes les variétés. 1/2 tasse de lentilles crues, que vous ferez tremper avant de les préparer.

Tofu (pâte de soja) : 110 à 170 grammes avant cuisson.

■

Recettes

Chaque recette est prévue pour une personne.

BLANC DE POULET ROTI

Vous ne pourriez pas trouver une recette plus simple. Retirez la peau du blanc de poulet, placez-le dans un plat anti-adhésif et faites cuire pendant 20 à 30 minutes au four à 175 degrés.

POULET A L'ESPAGNOLE

Retirez la peau du blanc de poulet et placez-le dans un plat. Recouvrez de 1/2 tasse de sauce tomate du régime Minceur (voir p. 62). Faites cuire 20 à 30 minutes au four à 175 degrés. Compte comme un seul plat.

FILETS DE POISSON « PANES »

Roulez les filets de poisson dans la crème de riz. Disposez-les dans une poêle anti-adhésive et faites-les cuire quelques minutes de chaque côté jusqu'à ce qu'ils soient dorés. Servez avec des rondelles de citron.

Ce sont là quelques recettes très simples. Cependant, étant donné le grand nombre de fruits et de légumes qui vous sont désormais autorisés, vous ne devriez pas avoir de mal à trouver beaucoup d'autres recettes intéressantes. La plupart de vos plats favoris peuvent être adaptés pour convenir au régime Minceur, en écartant simplement les ingrédients interdits.

Comment faire cuire les légumes secs

Lavez soigneusement les pois, les haricots ou les lentilles et retirez tous ceux qui sont décolorés. Faites-les tremper pendant une nuit, en utilisant trois tasses d'eau pour une tasse de légumes. N'égouttez pas.

Au moment de la cuisson amenez l'eau à ébullition, puis réduisez le feu et laissez mijoter les légumes jusqu'à ce qu'ils soient tendres. La cuisson des lentilles et des pois dure environ 20 à 30 minutes. Celle des haricots peut demander 1 heure à 1 h 30.

Une tasse de légumes secs crus produit environ 2 tasses à 2 tasses et demie après cuisson.

Prévoir vos menus

Vous pouvez maintenant, si vous le souhaitez, structurer vos repas d'une manière un peu différente. Continuez à respecter le principe des sept plats par jour, mais vous pouvez désormais répartir vos sept aliments comme vous le désirez. Vous pouvez choisir de ne pas prendre de petit déjeuner, puis prendre trois aliments au déjeuner et quatre au dîner, ou l'inverse. De même, vous préférerez peut-être un petit déjeuner plus copieux (disons, composé de trois aliments), un déjeuner léger (un aliment) et un dîner normal (les trois aliments qui restent).

N'oubliez pas que les aliments doivent tous être consommés à l'heure des repas, et jamais comme en-cas dans la journée.

La répartition des aliments dans vos repas doit être choisie en fonction de vos *préférences* personnelles.

Dans mon cas, puisque je préfère éviter le petit déjeuner, je prends généralement trois aliments au déjeuner et quatre au dîner. J'ai toujours gardé mon poulet pour le dîner, et j'attendais ce plaisir toute la journée. De plus, j'ai constaté que le fait de manger mon poulet le soir me permettait de passer plus facilement les heures de la soirée, qui ont toujours été pour moi les plus redoutables — ce qui est souvent le cas des gens qui suivent ce régime.

Menus type de la phase IV

Les exemples suivants correspondent à trois manières différentes de répartir les aliments entre les repas.

JOUR 1
(aliments répartis entre les trois repas selon la formule 1/3/3)

PETIT DEJEUNER 1/2 melon
Boisson non calorique

DEJEUNER Aubergine à la sauce tomate
Pomme de terre au four
Pêche
Boisson non calorique

DINER Blanc de poulet rôti
Un épi de maïs
Myrtilles
Boisson non calorique

JOUR 2
(aliments répartis entre les trois repas selon la formule 0/3/4)

PETIT DEJEUNER Boisson non calorique seulement

DEJEUNER Riz à l'espagnole
Haricots verts
Salade de fruits frais
Boisson non calorique

DINER Salade de légumes crus avec assaisonnement pour salade du régime Minceur
Poulet à l'espagnole
Pommes de terre « chips »
Tranche de pastèque
Boisson non calorique

JOUR 3
(aliments répartis entre les trois repas selon la formule 2/2/3)

PETIT DEJEUNER	4 pruneaux au jus Orange Boisson non calorique
DEJEUNER	Potage aux légumes variés Banane Boisson non calorique
DINER	Filets de poisson « panés » Croquettes de pomme de terre et de riz Brocolis Boisson non calorique

Encore une fois, il ne s'agit là que de quelques possibilités. Vous pouvez choisir les aliments que vous préférez parmi ceux qui vous sont autorisés. N'oubliez pas qu'il est important que vous soyez aussi satisfait que possible de votre alimentation.

Conseils divers

- Vous appréciez sans doute les protéines animales, et vous aurez peut-être l'idée de diviser en deux la quantité de viande autorisée chaque jour, afin d'en manger la moitié au déjeuner, et l'autre moitié au dîner. Je vous conseille d'éviter cela. Apprenez à vous contenter de repas sans protéines, et même à les apprécier. Il est préférable de réduire l'importance des protéines animales dans votre alimentation.
- Quand j'ai commencé à ne pas prendre de petit déjeuner, j'ai constaté qu'il était utile d'avancer légèrement l'heure du déjeuner. Le fait de savoir que je pourrais déjeuner à 11 h 15 me permettait de me passer plus facilement de nourriture le matin. Après tout, je n'avais plus très longtemps à attendre !
- Lors des repas, mangez d'abord ce qui vous tente le plus. Il n'y a pas de raison de commencer par les protéines et les légumes, et de garder le fruit pour le dessert. J'aime commencer mes repas par un fruit. Le fruit est facile à consommer et sucré, et il m'apporte une satisfaction immédiate. Il me donne également un certain sentiment de satiété, ce qui m'aide à me contenter de portions raisonnables pendant le reste du repas.

- Vous ressentirez peut-être une sensation de froid de temps à autre. Portez simplement une paire de chaussettes supplémentaire et attendez que ce désagrément se passe de lui-même. Il s'agit d'un signe encourageant et sans danger qui indique que vous êtes sur la bonne voie dans votre programme d'amaigrissement.

- Un jour, une femme s'est assise près de moi à la clinique du docteur Kempner, et elle a posé sur la table son sachet d'épices personnel. Quelqu'un lui a fait une remarque à ce sujet, et elle a répliqué que le jour où un médecin pourrait lui donner une bonne raison de renoncer aux épices, elle le ferait. Je n'ai rien dit, naturellement, mais je suis sûre que vous savez ce que j'ai pensé ! Je trouve vraiment étonnant que des gens acceptent de quitter leur foyer, leur travail et leur famille pendant une période assez longue, dépensent des sommes assez considérables pour bénéficier de conseils médicaux, et les ignorent ensuite.

  Regardez la réalité en face : si vous avez un problème de poids, c'est que vous ne possédez pas toutes les réponses. *Faites ce qu'on vous dit,* et renoncez à ces épices. Ne vous inquiétez pas, vous aurez très bientôt le droit d'ajouter des herbes et des condiments délicieux à vos aliments.

- Je prépare toujours mes repas à l'avance, de sorte qu'à l'heure du repas je n'ai pas à attendre très longtemps avant de manger. Je sais que certains spécialistes de la nutrition vous conseillent de choisir plutôt des aliments longs à préparer, dans l'espoir que cette longue attente amoindrira votre appétit. Eh bien, il est vrai que dans mon cas, mon appétit diminue, tout simplement parce que j'avale tous les aliments qui me tombent sous la main ! Quand je veux manger, j'aime le faire immédiatement, et le fait d'attendre très longtemps les aliments auxquels j'ai droit a des conséquences négatives.

  Je pense que si vous avez un problème de poids, il est toujours préférable de garder disponibles les aliments qui vous sont autorisés, de manière à éviter de faire d'autres choix, beaucoup moins heureux.

Phase V : amidons, céréales et œufs

Vous avez maintenant atteint la phase V, celle du « régime libre ».

Cela ne s'adresse pas à tout le monde. Seules les personnes qui ne souffrent d'aucune complication médicale peuvent atteindre ce stade du régime. A la clinique du docteur Kempner, les médecins n'autorisent pas les patients souffrant d'hypertension artérielle, de diabète ou de troubles rénaux à dépasser la phase IV. Ils exigent également que le fonctionnement du cœur soit normal et que les analyses de sang ne révèlent aucune anomalie.

Si vous êtes en bonne santé et si votre médecin est d'accord, vous pouvez maintenant ajouter à votre régime les aliments suivants.

• Les pâtes

Toutes les variétés (spaghettis, macaronis, nouilles, etc.), à condition qu'elles ne contiennent pas de sel. Les pâtes vertes ne sont pas autorisées. Vous trouverez des pâtes sans sel dans la plupart des magasins d'alimentation diététique, ainsi que dans de nombreux supermarchés.

QUANTITÉ : 1/2 tasse de pâtes cuites.

• Le pain

Tous les pains sans sel. Là encore, vous les trouverez sans difficultés dans de nombreuses boulangeries et dans les magasins d'alimentation diététique. Lisez soigneusement les étiquettes dans le cas de pains industriels.

Si vous ne trouvez pas de pain sans sel dans votre région, vous pouvez prendre du pain ordinaire. Dans ce cas, limitez-vous à trois tranches de pain par semaine. Et insistez auprès du boulanger de votre quartier pour qu'il fabrique du pain sans sel que vous pourrez manger *chaque jour !*

QUANTITÉ : 1 tranche pour une portion (environ 25 grammes).

• **Les biscottes**

Variétés sans sel seulement. Vous en trouverez dans la plupart des supermarchés.

QUANTITÉ : 1 biscotte pour une portion.

• **Les pains azymes (Matzo)**

Variétés sans sel seulement.

QUANTITÉ : 3/4 de pain azyme.

• **Les galettes de riz soufflé**

Toutes les variétés sans sel. On en trouve dans la plupart des supermarchés, et elles ont divers arômes.

QUANTITÉ : 2 galettes pour une portion.

• **Les céréales**

Avoine : Farine ou flocons, 2/3 de tasse, mesurée après cuisson.

Maïs : Semoule complète, 1/4 de tasse, mesurée avant cuisson.

Semoule de blé : 2/3 de tasse, mesurée après cuisson.

Millet : 2/3 de tasse, mesurée après cuisson.

Sarrasin : 2/3 de tasse, mesurée après cuisson.

Pilpil de blé : 2/3 de tasse, mesurée après cuisson.

Orge en grains : 2/3 de tasse, mesurée après cuisson.

• **Les œufs**

Si vos analyses de sang sont normales et si vous ne souffrez pas d'hypertension artérielle, de troubles rénaux ou de diabète, vous pouvez maintenant ajouter une quantité limitée d'œufs à votre alimentation. Vous pouvez manger les œufs durs, pochés, brouillés, à la coque ou sur le plat. Pour préparer les œufs brouillés et sur le plat, utilisez une poêle anti-adhésive.

QUANTITÉ : 1 œuf, de n'importe quelle taille, représente une portion. Ne prenez pas d'œufs plus de quatre fois par semaine, et ne mangez pas plus d'un œuf dans la même journée. Les jours où vous prendrez un œuf, ne mangez qu'une demi-portion de protéines animales en plus.

Les condiments

Comme promis lors de la phase IV, voici de bonnes nouvelles sur le front de l'assaisonnement. Vous pouvez désormais inclure les condiments suivants à votre alimentation, sans les comptabiliser dans la liste de vos sept aliments quotidiens :

Le vinaigre : Si vous n'avez pas de cholestérol, vous pouvez maintenant choisir n'importe quel type de vinaigre, à condition que ni le sel, ni le sodium ne figurent dans la liste des ingrédients. Essayez le vinaigre de vin rouge ou le vinaigre de cidre sur vos salades et dans vos autres recettes.

L'ail et les oignons : Accommodez vos plats à l'aide d'ail et d'oignons frais uniquement. Ne prenez pas d'ail ou d'oignon en poudre. Et vous savez déjà que vous n'avez pas droit au sel d'ail ou d'oignon !

L'estragon : Frais seulement.

Le persil : Toutes les variétés de persil, frais uniquement.

Le miel : Au maximum 1 cuillerée à soupe par jour.

La moutarde : Utilisez uniquement de la moutarde sèche en poudre. Evitez les moutardes préparées.

Les graisses végétales : Ordinaires. Vérifiez cependant la liste des ingrédients, afin de vous assurer que ces produits ne contiennent pas de sodium.

■

Menus types de la phase V

Vous avez maintenant droit à une telle variété d'aliments que vous ne devriez avoir aucune difficulté à imaginer des recettes délicieuses. Voici quelques exemples de menus types pour la phase V du régime. Comme précédemment, il s'agit simplement de possibilités, et non de règles strictes.

JOUR 1

PETIT DEJEUNER	1 galette de riz (1/2) 1 tranche de melon Boisson non calorique
DEJEUNER	Omelette à l'estragon 1/2 tranche de pain (1/2 portion) Fraises Boisson non calorique
DINER	Dinde Sauce aux airelles Farce aux pommes et aux raisins secs Boisson non calorique

JOUR 2

PETIT DEJEUNER	Œuf poché sur 1 tranche de pain Boisson non calorique
DEJEUNER	Pomme de terre au four avec purée de carottes au persil Fruits au four Boisson non calorique
DINER	Minestrone aux pâtes et aux haricots Pêche Boisson non calorique

JOUR 3

PETIT DEJEUNER	Flocons d'avoine au miel Boisson non calorique
DEJEUNER	Plateau de crudités avec assaisonnement au vinaigre de cidre Spaghettis à la sauce tomate Boisson non calorique
DINER	Poulet pané Riz à l'espagnole Compote de fraises et de rhubarbe Boisson non calorique

■

Recettes

Chaque recette s'entend pour une personne, sauf indication contraire.

OMELETTE AUX HERBES

Battez 1 œuf avec 1 cuillerée à soupe d'eau et 1 cuillerée à café de persil ou d'estragon frais haché. Faites cuire sur feu doux dans une poêle anti-adhésive. Lorsque le dessous est doré, retournez l'omelette et laissez cuire l'autre côté.

ŒUF AUX LEGUMES

Faites bouillir ensemble du chou-fleur et des brocolis jusqu'à ce qu'ils soient tendres. Puis égouttez-les et pressez-les en purée. Formez une pyramide de purée sur un plat et aplatissez légèrement le sommet à l'aide du dos d'une cuillère. Faites pocher 1 œuf dans de l'eau bouillante, retirez-le de l'eau à l'aide d'une écumoire et placez-le sur le sommet de la pyramide (vous pouvez également faire cuire l'œuf sur le plat dans une poêle anti-adhésive). Saupoudrez de persil ou d'estragon frais haché. Compte pour deux portions.

TOAST A L'ŒUF

Battez 1 œuf et faites-y tremper une tranche de pain jusqu'à ce que le pain ait complètement absorbé l'œuf. Faites griller le pain des deux côtés jusqu'à ce qu'il soit bien doré. Vous pouvez servir nature ou saupoudré de succédané de sucre sans sodium ou de miel dans les limites autorisées.

PUDDING A LA SAUCE AU MIEL ET AU CITRON

Battez 1 œuf avec 1 cuillerée à soupe d'eau et 1 sachet de succédané de sucre sans sodium. Retirez la croûte d'une tranche de pain et émiettez-la dans l'œuf jusqu'à ce que le pain ait absorbé la totalité de l'œuf. Ajoutez 1 cuillerée à soupe de raisins secs. Versez le mélange dans un petit plat anti-adhésif et laissez cuire au four à 175 degrés jusqu'à ce que le dessus brunisse, le pudding ayant pris, soit environ 15 minutes.

Pour la sauce, mélangez du jus de citron à votre portion quotidienne de miel jusqu'à ce que vous obteniez le goût que vous appréciez, entre le sucré et l'amer. Versez la sauce sur le pudding et servez chaud ou froid. Pour 2 personnes.

FARCE AUX POMMES ET AUX RAISINS SECS

Ecrasez une tranche de pain avec 1 cuillerée à soupe de raisins secs, 1/2 pomme coupée en dés ou râpée, et 1/4 de tasse d'eau. Mélangez et faites cuire au four à 175 degrés jusqu'à ce que le tout brunisse.

OMELETTE POMME DE TERRE - POIVRON VERT

Coupez une pomme de terre de taille moyenne en tranches fines que vous déposerez dans une poêle anti-adhésive ou graissée. Coupez en lamelles 1/2 poivron vert et ajoutez-le aux tranches de pommes de terre. Arrosez le tout de jus de citron et laissez cuire jusqu'à ce que les légumes soient tendres, en remuant de temps à autre. Battez 1 œuf avec 1 cuillerée à soupe d'eau, et versez-le sur les légumes. Faites cuire rapidement à feu vif. Pour 2 personnes ou 2 portions.

POTAGE A L'ŒUF ET AU POULET

Faites bouillir 1 blanc de poulet dans 1 tasse d'eau jusqu'à ce que la chair se détache facilement. Retirez le poulet et conservez-le pour un autre plat, puis dégraissez le bouillon. Battez 1 œuf et versez-le lentement dans le bouillon de poulet, en battant à l'aide d'une fourchette. L'œuf se divisera en longues lamelles fines. Ajoutez 1 cuillerée à soupe de persil haché, et 1 cuillerée à café de jus de citron si vous le souhaitez. Servez chaud. Compte pour une portion.

POULET PANE

Ecrasez une biscotte et mélangez-la à du persil ou de l'estragon haché. Humidifiez le poulet en le passant sous l'eau et roulez-le soigneusement dans la chapelure. Laissez cuire sans couvrir au four à 200 degrés pendant 20 à 30 minutes. Compte comme deux aliments.

ŒUF AUX POINTES D'ASPERGES

Faites bouillir des pointes d'asperges fraîches jusqu'à ce qu'elles soient tendres. Faites griller une tranche de pain et disposez les pointes d'asperges sur le toast. Surmontez d'un œuf poché et saupoudrez de persil haché.

CROUTONS EPICES

Râpez un oignon ou une gousse d'ail frais. Ajoutez une tranche de pain, coupée en petits dés. Disposez le tout dans une poêle anti-adhésive ou légèrement graissée. Faites griller, en remuant de temps à autre, jusqu'à ce que les croûtons soient bien dorés et croustillants.

POULET A LA DIABLE

Versez votre portion « autorisée » de miel dans un petit plat, et ajoutez de la moutarde sèche selon votre goût. Retirez la peau du blanc de poulet et recouvrez tous les côtés du poulet de mélange de miel et de moutarde. Placez le poulet dans un plat et faites rôtir, sans couvrir, au four à 200 degrés pendant 20 à 30 minutes.

Le problème des calories

Comme vous le savez maintenant, ce régime ne nécessite pas un compte très précis des calories. Si vous suivez les conseils donnés, votre consommation quotidienne de calories restera raisonnable. Cependant, vous aurez peut-être remarqué que la plupart des portions d'aliments qui vous sont autorisées contiennent environ 100 calories. Cela signifie que vous consommerez environ 700 calories par jour.

Il s'agit d'une quantité de nourriture relativement faible, et il est possible que certains jours, elle ne corresponde pas à vos besoins. Que ce soit pour des raisons physiques ou psychologiques, vous aurez parfois envie de manger davantage.

La solution est facile. Permettez-vous une portion supplémentaire d'aliments, ou même davantage, si c'est nécessaire. Il vous arrivera de vous sentir tout simplement affamé, et vous saurez que vous allez manger plus que d'habitude. Dans ce cas, il vaut beaucoup mieux augmenter votre consommation d'aliments autorisés que vous venger sur des produits interdits.

En fait, une pomme de terre ou un fruit supplémentaires ne vous feront pas beaucoup de mal. Même si vous prenez parfois une part de poulet ou de pain en plus, les conséquences ne seront pas dramatiques. Et vous vous sentirez beaucoup mieux, aussi bien physiquement que moralement, en sachant que vous mangez des aliments sains. Par conséquent, si vous avez besoin de manger davantage, faites votre choix parmi les aliments autorisés lors des cinq phases de ce régime, et ne vous inquiétez pas, même s'il arrive que votre consommation de calories dépasse le seuil de 1000 par jour. Il vous arrivera également de ne pas avoir très faim (mais oui !), et vous pourrez alors en profiter pour manger moins, de manière à compenser.

Je ne dis pas que les calories n'ont pas d'importance, mais simplement qu'il n'est pas nécessaire de les compter. Efforcez-vous de vous contenter des sept aliments auxquels vous avez droit, mais sachez que votre consommation quotidienne de calories peut aller de 500 à 1000, et rester dans la norme sans aucun problème.

Ne vous cachez pas la réalité. Certains jours, il est inutile de chercher à vous imposer une limite très stricte en ce qui concerne la nourriture. Vous ne vous divisez pas en deux personnes, dont l'une « surveillerait » l'autre. Reconnaissez que vous devrez par moments faire preuve d'indulgence envers vous-même, et cela signifiera parfois que vous consommerez une quantité raisonnable d'aliments supplémentaires.

Conseils divers

- Le terme « régime libre » signifie que vous pouvez consommer tous les aliments autorisés lors des cinq premières phases de ce programme. Cependant, il n'est pas *indispensable* de puiser dans les aliments récemment autorisés à chaque repas. Vous pouvez chaque fois que vous le désirez faire un repas correspondant à une phase précédente. Par exemple, vous n'aurez peut-être pas souvent envie de consommer exclusivement du riz et des fruits pendant toute une journée, mais vous les apprécierez sans doute de temps à autre pour le déjeuner, alors que vous suivrez les directives de la phase V pour votre dîner. Comment faire votre choix ? Eh bien, avant tout il s'agit de suivre vos *goûts,* de consommer ce qui vous plaît. Avant chaque repas, demandez-vous de quoi vous avez réellement envie.
- On me demande souvent si la perte de poids est plus importante lorsqu'on consomme uniquement des fruits et du riz qu'au cours des phases suivantes. Bien que le nombre de calories soit équivalent si vous optez pour des légumes et des protéines, le riz et les fruits semblent en effet amener un amaigrissement plus rapide ; raison de plus pour revenir de temps à autre à un menu de ce genre. De plus, pour ceux d'entre vous qui approchent

de leur poids idéal, le riz et les fruits facilitent souvent l'élimination de ces derniers kilos si tenaces.

■ Je pense que vous devriez éliminer tous les aliments dangereux (c'est-à-dire ceux qui vous sont interdits, mais qui sont très tentants) de chez vous. Vous avez maintenant droit à tant d'aliments variés que tous les membres de votre famille devraient y trouver de quoi satisfaire leurs goûts. A ceux qui affirment qu'il n'est « pas juste » de priver ainsi d'autres personnes d'aliments qui leur plaisent, je répondrai qu'il est encore « moins juste » de rendre votre lutte contre les kilos plus difficile qu'elle ne l'est déjà.

De plus, les conséquences de votre consommation de produits interdits seraient beaucoup plus importantes que celles que ressentiront les autres membres de votre famille en se passant de ces aliments. A mon avis, il est moins raisonnable de la part de ceux qui ne suivent pas de régime (surtout ceux qui prétendent vous aimer) de s'attendre à ce que vous résistiez aux produits qui vous tentent qu'il ne le serait de votre part de leur demander de s'en passer un certain temps. En fait, étant donné la qualité de la plupart des produits vendus actuellement, vous leur ferez même un cadeau !

■ Nous voici donc à la phase V, celle du « régime libre », et vous ne voyez toujours aucun signe de produits laitiers. C'est vrai. La théorie très ancienne qui veut que le lait soit l'aliment idéal pour tout le monde est contestée par le régime Minceur. En fait, le docteur Kempner n'hésite pas à affirmer qu'un demi-litre de lait est plus toxique pour certaines personnes qu'un demi-litre de whisky ! Les produits laitiers contiennent beaucoup de sodium et sont également très riches en graisses saturées et en calories. Vous devrez donc attendre d'être parvenu à votre poids idéal pour les inclure dans votre alimentation.

■ J'ai toujours eu des idées très précises sur la « meilleure partie » de chaque aliment. J'ai été très surprise en m'apercevant que la plupart des personnes minces ne savaient pas ce que c'était. Mais je suis certaine que vous, vous savez déjà ce que je veux dire ! Selon les aliments, la « meilleure partie » peut être l'intérieur ou l'extérieur, le fond ou le dessus, la croûte ou la mie. Nous avons tous nos préférences.

Je vous conseille de manger *d'abord* la partie que vous préférez, au lieu de la garder pour la fin, comme le font la plupart des amateurs de nourriture. La raison en est simple : si vous gardez le meilleur pour la fin, vous allez immanquablement manger tout l'aliment, simplement pour arriver à la partie que vous préférez. Si je vous connais bien, je serais étonnée que vous y renonciez ! Vous continuerez donc à tout manger, jusqu'à la fin, même si vous n'avez plus très faim.

En revanche, si vous commencez par la partie que vous préférez, vous pourrez éventuellement vous passer de ce que vous appréciez le moins, et par conséquent manger moins. De plus, il semble raisonnable de commencer par manger ce que vous préférez, au moment où vous avez vraiment faim. Cela vous fera l'apprécier davantage. Si vous commencez par amoindrir votre appétit grâce à des aliments sans grand intérêt, vous vous privez de la satisfaction qu'aurait pu vous apporter votre morceau favori.

■ Miel ou succédané de sucre ? La réponse à cette question revient à faire un choix entre les calories et les substances chimiques. Une cuillerée à soupe de miel représente 60 calories, alors que le succédané de sucre remplit le même rôle sans calories. Personnellement, j'avais opté pour le succédané de sucre au moment où mon objectif prioritaire était l'amaigrissement, puis je suis passée au miel lorsque j'ai pratiquement atteint ce but initial.

8

Phase VI : entretien Recommandations générales

Le fait d'avoir respecté le régime Minceur jusqu'au bout pour atteindre le poids idéal fixé par le docteur Kempner prouve que vous êtes une personne capable de RÉUSSIR : d'évaluer les différentes possibilités, de faire un choix avisé, et de prendre la décision la plus sage pour vous-même.

Si vous êtes capable d'une telle discipline et de tels efforts, vous n'avez plus besoin de recommandations très précises, au quart de tasse près, concernant ce que vous pouvez manger à chaque repas. Vous n'avez plus besoin de consignes ni de directives précises, car il vous suffit de faire appel à la volonté et à la force de caractère dont vous avez déjà fait preuve.

C'est pourquoi le « régime d'entretien » ne sera pas un programme très détaillé, mais plutôt un engagement que vous prendrez envers vous-même et qui vous permettra de manger raisonnablement et de vous maintenir en pleine santé, car vous êtes maintenant prêt à le faire. Les régimes stricts conviennent à ceux d'entre nous qui ont besoin d'acquérir des habitudes alimentaires positives. En revanche, la phase d'entretien suppose que vous ayez retenu quelques leçons au cours de votre régime amaigrissant.

D'une certaine manière, le terme d' « entretien » est synonyme de « maturité ». Cela suppose que vous soyez conscient des réalités de l'existence (c'est-à-dire que vous sachiez que vous ne pourrez pas rester mince en consommant tout ce que vous voulez), et que vous ayez la volonté de vivre désormais en tenant compte de ces réalités.

Vous avez fait la preuve de votre maturité en parvenant à votre objectif final. Pourquoi continuer à vous traiter en enfant ?

Par conséquent, la phase d'entretien du régime Minceur ne vous propose pas un programme rigide, mais une série de consignes générales que vous devrez respecter pendant toute votre vie. Si vous acceptez de faire ce choix, vous ne connaîtrez plus jamais de problème de poids.

L'entretien de votre poids idéal nécessite un engagement de votre part à respecter l'ensemble des principes suivants. Par « ensemble », je veux dire que même si vous ne suivez pas toujours strictement tous ces principes, votre vie devra globalement s'orienter dans ces directions.

1. Je limiterai mon alimentation à deux ou trois repas par jour. (Beaucoup de personnes préfèrent se contenter de deux repas, mais ce n'est en aucun cas une obligation, et vous êtes libre de faire trois repas dans la journée.)

2. Je n'essaierai pas de manger le plus possible à chaque repas. Au contraire, je m'efforcerai de manger raisonnablement, en veillant à satisfaire en priorité mes besoins physiques.

3. Je prendrai mes repas à heures régulières, en me fixant une fourchette de deux heures. Par exemple, le déjeuner se situera entre 11 heures et 13 heures, et le dîner entre 18 et 20 heures (naturellement, vous pouvez établir votre propre fourchette selon vos convenances personnelles).

4. Je mangerai principalement des aliments recommandés par le régime Minceur : fruits, céréales, légumes, et de temps en temps de petites quantités de protéines animales.

5. J'éviterai de manger entre les repas. Lorsqu'il m'arrivera de prendre quelque chose, je m'efforcerai de me limiter aux aliments autorisés par le régime Minceur. Soyons réalistes : si vous « assouvissez vos fringales » au moyen de fruits, de céréales et de légumes, vous aurez fait un grand pas en avant !

6. Je ne mangerai que très rarement les aliments dont je sais maintenant qu'ils sont mauvais pour moi, non seulement parce qu'ils me font prendre du poids, mais aussi parce qu'ils déclenchent des fringales que je préfère éviter. Je ne veux plus retomber dans le cycle infernal des excès de nourriture !

7. Les rares fois où il m'arrivera de consommer ces aliments proscrits, je choisirai exclusivement ceux que je préfère. Ainsi au moins je tirerai une satisfaction personnelle de cet état.

8. Je reprendrai le régime Minceur (à n'importe quelle phase) dès que j'aurai gagné plus d'un kilo. Il faut corriger le problème le plus tôt possible, avant que la situation ne devienne incontrôlable. Quelques jours d'excès ne feront pas une grosse différence sur la balance, mais plus j'attendrai, et plus il me sera difficile de reprendre le contrôle de mon poids.

Les personnes raisonnables (et mûres) savent que l'autorisation de suivre un régime d'entretien après un régime amaigrissant n'équivaut pas à une remise en liberté après une peine de prison ! Ce programme très sain vous a apporté des bienfaits considérables. Pourquoi l'interrompre maintenant ? Profitez-en ! Vous avez découvert un régime efficace, ne l'abandonnez pas !

La phase d'entretien du régime Minceur est une extension du programme de base, qui vise à accorder de plus grandes libertés. Ce n'est pas une formule rigide, mais plutôt une synthèse de toutes les connaissances actuelles en matière de nutrition. Le programme évoluera peut-être légèrement avec le temps, à mesure que l'on fera de nouvelles découvertes dans ce domaine. Fort heureusement, la nutrition est aujourd'hui considérée avec l'attention qu'elle mérite, et de nombreuses recherches sont effectuées dans ce domaine.

Vous serez heureux d'apprendre que les aliments autorisés sont désormais beaucoup plus nombreux. Pour résumer le régime d'entretien en une seule phrase, la règle est la suivante :

> TOUT CE QUE LA NATURE PRODUIT SUR LA TERRE A L'INTENTION DE L'HOMME, POUR QU'IL SE NOURRISSE, EST MAINTENANT ACCEPTABLE — A CONDITION DE FAIRE PREUVE DE SAGESSE, DE MODÉRATION ET D'INTELLIGENCE.

Cela signifie que vous pouvez consommer la plupart des aliments naturels, pourvu que vous respectiez certaines restrictions et certaines limites. Par exemple, le bon sens peut vous permettre de comprendre que, s'il est difficile de prendre du poids en mangeant des radis, un abus de cacahuètes — qui sont tout aussi naturelles — vous posera des problèmes.

Note : Il est important de rester sous surveillance médicale. Il convient de consulter votre médecin avant de modifier ou d'augmenter votre alimentation.

LA TRANSITION

Le *passage* de la phase d'amaigrissement à la phase d'entretien doit être bien préparé. En fait, vous allez mettre au point un régime d'entretien permanent qui vous maintiendra en bonne santé et mince toute votre vie. Cette transition doit se faire progressivement et prudemment, en trois étapes successives.

Que puis-je manger sans reprendre du poids ?

Comme vous, j'ai lu de nombreuses formules permettant de calculer le nombre de calories que l'on peut consommer tout en se maintenant à un poids constant. Il s'agit généralement de multiplier votre poids idéal par un nombre quelconque arbitraire, qui varie en fonction de votre niveau d'activité physique.

Je me méfie de ces formules. Tout d'abord, il est très difficile d'en trouver deux qui s'accordent sur les méthodes à employer. De plus, je ne pense pas que le monde se divise en trois catégories très nettes : les sédentaires, les personnes moyennement actives, et celles qui sont très actives.

A mon avis, ce n'est qu'en observant vous-même l'effet des aliments sur votre corps que vous découvrirez ce que vous pouvez manger sans risque de reprendre du poids.

A ce stade, le régime Minceur devient une question de calories. Jusqu'à présent, vous consommiez environ 700 calories par jour. Maintenant, lors de la phase d'entretien, cette quantité va peu à peu augmenter.

Pour cela, vous aurez besoin de tables caloriques très détaillées, comportant une liste de tous les aliments auxquels vous pouvez penser. Essayez de les trouver en format de poche, ou notez-les. Je vous conseille d'acheter un petit carnet que vous pourrez garder sur vous en permanence afin de mesurer les calories. Armé de ces précieux renseignements, vous serez alors prêt à ajouter de nouveaux aliments à votre régime.

Je vous conseille de ne pas ajouter plus de 100 ou 200 calories par jour à votre alimentation sur une période d'une semaine, en vous limitant toujours aux *seuls* aliments autorisés par le régime Minceur.

Autrement dit, quand vous aurez atteint votre poids idéal, faites passer votre consommation de calories à 800 ou 900 par jour, et restez à ce niveau pendant environ une semaine pour observer les résultats de ce changement sur votre corps. Si vous ne reprenez pas de poids, ajoutez de nouveau 100 calories par jour jusqu'à 1 000 calories, et passez une semaine à un régime de 1 000 calories par jour. La semaine suivante, augmentez jusqu'à 1 100 calories, et ainsi de suite.

Surveillez de très près l'aiguille de votre balance, afin de bien suivre les effets de cette progression. Quand vous aurez trouvé votre point d'équilibre (c'est-à-dire la consommation de calories qui vous permet de ne pas gagner de poids), vous aurez également trouvé le nombre précis de calories que vous pourrez désormais consommer chaque jour.

Quand vous connaîtrez ce chiffre, vous serez prêt à franchir l'étape suivante, qui consiste à intégrer de nouveaux aliments à votre régime.

IMPORTANT : CES NOUVEAUX ALIMENTS NE DOIVENT APPARAITRE QUE LORS DES REPAS, ET JAMAIS SOUS FORME D'EN-CAS DANS LA JOURNÉE.

Comment intégrer de nouveaux aliments à mon régime ?

Cela nécessite des expérimentations, de la patience et du temps. En fait, vous suivrez toujours la voie que vous avez adoptée depuis la phase I de ce programme, en ajoutant progressivement de nouveaux groupes d'aliments à votre régime quotidien. (Le programme d'entretien de base, qui débute page 96, vous fournira plus de détails quant aux aliments qui sont désormais autorisés.)

Il faut surtout faire preuve d'une extrême prudence. Même si vous êtes mince à présent, cela ne signifie pas que vous soyez guéri. Pour votre sécurité, il est important de tenir compte de vos forces et de vos faiblesses pour établir votre programme d'entretien.

Je vous conseille d'ajouter les nouveaux aliments un par un. Ne vous précipitez pas au supermarché pour faire une provision de tous les aliments auxquels vous aurez droit maintenant.

Envisagez ce processus comme une sorte de test permettant de découvrir vos limites. Si vous découvrez qu'un aliment particulier provoque chez vous des fringales et des excès, renoncez-y. Si vous le souhaitez, vous pourrez faire une nouvelle tentative avec ce même aliment dans quelques mois, pour voir si vous le supportez mieux. En effet, vous deviendrez plus raisonnable à l'égard de la nourriture à mesure que vous apprendrez à manger correctement.

Enfin, je vous recommande de n'ajouter vos aliments favoris qu'en dernier lieu. Commencez par ceux qui ne vous posent pas de problème, dont vous pouvez modérer la consommation. Vous êtes encore beaucoup trop fragile pour vous exposer à des tentations inutiles.

Quand pourrai-je ajouter des en-cas à mon régime ?

Cette dernière étape peut être pleine d'embûches, c'est pourquoi je l'ai gardée pour la fin. Vous ne devez pas envisager de manger entre les repas avant d'avoir parfaitement maîtrisé les deux étapes précédentes.

Je suis contre les en-cas (ce qui ne signifie pas que je n'en prenne pas moi-même de temps à autre !), mais si c'est important à vos yeux, vous devez structurer vos repas de manière à conserver quelques calories pour vos en-cas. Ne mangez pas systématiquement dès que vous en avez envie. Encore une fois, il est préférable d'habituer votre organisme aux repas à heures fixes. Si vous aimez prendre un en-cas en fin de soirée, essayez de le prendre à la même heure chaque soir. La même chose est valable pour les en-cas de milieu de matinée ou de milieu d'après-midi.

Les en-cas doivent se composer uniquement de fruits et de légumes frais. Les aliments riches en protéines doivent être exclusivement consommés lors des repas. Veillez à inclure les calories de vos en-cas dans le calcul de votre consommation quotidienne.

Par ailleurs, il serait bon d'envisager de renoncer complètement aux en-cas. Après tout, sont-ils vraiment nécessaires ? Il est suffisant de penser à la nourriture deux ou trois fois par jour. Les en-cas ne font qu'augmenter vos soucis dans ce domaine.

LE PROGRAMME D'ENTRETIEN DE BASE

Les catégories d'aliments suivantes peuvent désormais être intégrées à votre régime quotidien, à condition que votre médecin soit d'accord. J'espère que vous tiendrez compte de mes conseils et de mes réserves personnelles en établissant votre régime d'entretien.

• Les produits laitiers

Les produits laitiers contiennent du calcium et des protéines, et pour les personnes qui ne connaissent pas de problème de poids ni de santé, ils peuvent représenter des aliments excellents et nutritifs. Malheureusement, ils sont également très riches en graisses saturées, en sodium, en cholestérol — et en calories. Par exemple, pour obtenir le calcium dont vous avez besoin chaque jour en consommant exclusivement des produits laitiers, vous devriez boire quotidiennement huit grands verres de lait. Même si vous vous contentez de lait écrémé, cela représenterait près de 500 calories, soit une bonne partie du total autorisé pour une journée.

Vous pourrez envisager de remplacer le lait par des tablettes de calcium, ou de prendre une partie de votre calcium dans les produits laitiers et l'autre partie sous forme de tablettes. (Personnellement, j'adorerais tirer mon calcium de laitages glacés, si vous voyez ce que je veux dire, mais je lutte contre cette envie.)

Si vous choisissez d'inclure des laitages dans votre régime, contentez-vous de produits laitiers à base de lait écrémé. Surveillez bien votre consommation, car ces aliments peuvent provoquer des problèmes aussi bien pour votre poids que pour votre santé. Quant à moi, je préfère éviter totalement les laitages.

Le lait : La moitié des calories du lait entier sont des graisses, et la moitié de ces graisses sont saturées. Le fait d'écrémer le lait n'altère en aucun cas la qualité des protéines et du calcium qui s'y trouvent. Si vous désirez boire du lait, ou l'ajouter à votre café, veillez à choisir exclusivement du lait écrémé.

Le beurre : Il faut éviter le beurre et systématiquement le remplacer par de l'huile lorsque vous avez besoin de corps gras. (Voir le paragraphe consacré aux graisses végétales, p. 100.) Si vous tenez à manger du beurre, assurez-vous au moins qu'il ne soit pas salé.

Le yaourt : Si vous l'ajoutez à votre alimentation, le yaourt doit être nature, maigre et sans sucre. Vous pouvez y ajouter des fruits selon votre goût, ainsi qu'un peu de succédané de sucre sans sodium ou de miel.

Le fromage : Je sais, je sais, vous adorez le fromage — mais c'est un aliment très riche en graisses, en sodium et en calories. Si vous tenez à en manger, prenez des fromages sans sel, que vous trouverez dans les magasins d'alimentation diététique. Ces fromages ne contiennent pas de sel en tant qu'additif, ce qui ne signifie pas qu'ils ne renferment pas de sodium, car le lait est naturellement riche en sodium. Les fromages sans sel ont bien sûr un goût particulier, mais vous apprendrez à les apprécier avec le temps, et si vous tenez absolument à manger du fromage, ils constituent de loin la meilleure solution.

Prenez toujours votre fromage lors des repas, et jamais comme en-cas pendant la journée. Pour 25 grammes de fromage consommé, retirez 50 grammes des autres formes de protéines animales que vous deviez prendre dans la journée. Limitez-vous à un maximum de 80 grammes de fromage par semaine.

• Les protéines animales

Toutes les études effectuées ces dernières années établissent un lien très précis entre les graisses animales et le développement du cancer ; or les protéines animales, sous toutes leurs formes, contiennent toujours des graisses animales. Je ne sais pas ce que vous en pensez, mais personnellement, cet argument me semble suffisant pour éliminer les protéines animales de mon alimentation. Par ailleurs, la plupart des cardiologues affirment qu'un régime à base de fruits, de légumes et de céréales répond à la perfection aux besoins de l'être humain.

L'homme est omnivore, c'est-à-dire qu'il peut manger de tout. Cependant, le fait que ce soit *possible* n'implique pas nécessairement qu'il s'agisse d'une bonne idée.

Si vous limitez votre consommation de protéines animales au poulet, à la dinde et au poisson, vous pouvez désormais prendre au maximum 170 grammes de ces protéines par jour. Vous pouvez également opter de temps en temps pour l'une des possibilités suivantes :

Les volailles : Vous pouvez désormais consommer des volailles de gourmets, comme le canard et l'oie, à condition toutefois de ne pas dépasser des portions de 50 à 70 grammes. Il s'agit en effet de volailles très grasses, et il est important de retirer la peau et toute la graisse visible avant la cuisson.

Les poissons et les fruits de mer : Vous pouvez maintenant choisir des poissons plus gras, comme le saumon, le thon, le maquereau, les sardines et le carrelet. Ne dépassez pas 110 grammes pour une portion. Evitez tous les poissons fumés. Vous pouvez également prendre de petites portions de fruits de mer, comme les crevettes, les coquilles Saint-Jacques, le homard, le crabe, les huîtres, etc. Ces aliments sont très riches en sodium, par conséquent il ne faut pas en consommer plus de 50 à 80 grammes.

Le bœuf, le mouton, le porc et le veau : Ces viandes peuvent désormais figurer à vos menus, à condition que vous retiriez toute la graisse visible avant la cuisson. Choisissez des morceaux maigres, et ne dépassez pas 50 à 80 grammes. La viande de veau est la plus maigre de ces quatre viandes, donc le meilleur choix. Ne consommez jamais de charcuterie ni de viandes préparées, car elles contiennent d'énormes quantités de sodium et de nitrate de sodium, soupçonné d'être cancérigène. Evitez toutes les viandes fumées ou en conserve.

Les abats : Il s'agit des aliments tels que le foie, les rognons, la cervelle et le ris de veau, que vous pouvez désormais consommer dans des proportions limitées (pas plus de 50 à 80 grammes). Ces aliments étant très riches en cholestérol, il convient de ne pas en prendre plus d'une fois par semaine.

● Les noix et les fruits secs

Ces aliments, même s'ils sont délicieux et s'ils possèdent une excellente valeur nutritive, n'en sont pas moins très riches en graisses et en calories, et il faut surveiller de très près leur place dans votre alimentation. Le plus difficile c'est qu'on a souvent du mal à se contenter de quelques noix. Et qui pourrait se contenter d'une seule cacahuète ?

J'adore les cacahuètes, et j'ai tendance à en faire des excès. C'est pourquoi, bien qu'il m'arrive d'en manger, je n'en garde jamais chez moi. A moins de posséder une volonté de fer, faites la même chose.

Toutes les variétés de noix et de fruits secs sont désormais autorisées, mais elles ne doivent naturellement jamais être salées. Evitez les mélanges tout préparés, qui contiennent Dieu seul sait quoi. Vous pouvez confectionner vous-même des mélanges de noix et de fruits secs.

● Les graisses

Les graisses contiennent 9 calories par gramme, alors que les protéines et les hydrates de carbone n'en contiennent que 4. Un excès de graisses peut entraîner des risques de maladies cardiaques et d'infarctus, par conséquent, il faut surveiller votre consommation de près.

Si votre taux de cholestérol n'est pas stabilisé à un niveau normal, vous devriez bannir complètement les graisses, sauf si votre médecin est d'un avis contraire.

Il m'arrive d'utiliser de l'huile dans mes salades ou pour la cuisson des aliments, mais j'évite systématiquement le beurre, la margarine et la mayonnaise, que j'aimais beaucoup trop par le passé. Mes goûts ont évolué au point que, maintenant, les aliments très gras me donnent presque la nausée, et je suis vraiment heureuse de ce changement !

Le beurre : Le beurre est un aliment naturel, mais il s'agit d'une graisse saturée, et il est donc préférable de le supprimer complètement. Comme je vous l'ai déjà indiqué, si vous devez absolument prendre du beurre, choisissez-le non salé.

La margarine : La margarine n'est pas un aliment pur, et cette seule raison la rend inacceptable. De plus, le traitement de la margarine comporte une phase d'hydrogénation, et les graisses hydrogénées semblent liées à l'apparition du cancer. Par ailleurs, même si vous n'en êtes pas conscient, la margarine comporte exactement le même nombre de calories que le beurre. Essayez donc de manger vos sandwiches « secs », et bientôt vous ne remarquerez plus la différence.

Les huiles : De tous les aliments de cette catégorie, les huiles sont les seuls que je vous conseille, à condition de les utiliser avec modération (pas plus d'une cuillerée à soupe par jour). Les huiles riches en acides gras insaturés, comme celles qui sont extraites du tournesol, des pépins de raisin, ou du maïs, sont les meilleures. L'huile minérale est toujours autorisée librement, et elle permet souvent de remplacer toutes les autres.

• Les sucreries

Que dire à ce sujet que vous ne sachiez déjà ? Pour la plupart des personnes qui suivent un régime, les sucreries représentent un danger considérable. D'un autre côté, nous ne sommes que des êtres humains. Il m'arrive encore de manger un bonbon de temps à autre, mais je n'en garde *jamais* chez moi. Vous devriez faire la même chose.

Pour adoucir le goût des aliments, le miel reste la meilleure solution. La mélasse et les sirops divers contiennent trop de sodium. Mieux encore, contentez-vous des succédanés de sucre sans sodium, cela vous évitera beaucoup de problèmes.

• Les fruits

N'hésitez pas à les savourer. Surveillez simplement la quantité de fruits que vous consommez, car ils risquent d'entamer assez vite le total de calories quotidien.

Les seuls fruits qui vous étaient encore interdits étaient les dattes, et elles sont maintenant autorisées. Vous pouvez également consommer des confitures, des gelées et des marmelades de fruits à base de miel ou de sucre, ou mieux encore de succédané de sucre, qui comporte beaucoup moins de calories et que l'on trouve facilement dans les magasins d'alimentation diététique.

• Les légumes

Vous pouvez maintenant ajouter à votre alimentation certains légumes gras comme les avocats et les olives, ainsi que les légumes plus riches en sodium comme les épinards, le céleri, le cresson et les bettes. Contentez-vous cependant de portions raisonnables de ces aliments, en raison de leur teneur respective en graisses et/ou en sodium.

• Les œufs

Votre limite reste la même : un maximum de 4 œufs par semaine. Retirez 50 grammes de protéines animales de votre consommation quotidienne chaque fois que vous prendrez un œuf, et ne mangez pas plus d'un œuf dans la même journée.

Vous pouvez, si vous le désirez, consommer un plus grand nombre de *blancs d'œufs.* En effet, un blanc d'œuf contient très peu de calories, et vous pouvez en ajouter à une omelette, parfumée au persil ou au laurier. Pour chaque blanc d'œuf, retirez 25 grammes de protéines à votre consommation du jour.

• Les épices, les herbes et les condiments

Bien que ces aliments soient désormais autorisés, je n'utilise personnellement que du succédané de sucre sans sodium et du jus de citron pour agrémenter ma nourriture, et même ma consommation de ces deux ingrédients est extrêmement limitée. Avec le temps, je me suis habituée au goût naturel des aliments, et je *préfère* maintenant ma nourriture sans additif. Cette nouvelle habitude que j'ai acquise s'est révélée très utile. Soyez patient, et vous évoluerez vous aussi dans ce sens.

Vous pouvez désormais utiliser les condiments suivants, en petites quantités :

Herbes	**Epices**	**Graines**
ail	cannelle	anis
basilic	cardamome	carvi
ciboulette	curry	œillette
civette	gingembre	sésame
cumin	girofle (clous)	
estragon	moutarde	
fenouil	muscade	
laurier	paprika	
marjolaine	poivre	
menthe	quatre-épices	
origan	safran	
persil		
romarin		
sarriette		
sauge		
thym		

Vous trouverez au rayon diététique de votre supermarché des condiments préparés sans sel qui sont désormais acceptables dans le cadre de ce programme.

• Le sel

Si vous faisiez partie des personnes du groupe A (c'est-à-dire les « presque-minces »), vous pouvez maintenant ajouter de petites quantités de sel à votre alimentation, y compris le sel nature, le sel d'ail, le sel de céleri et la sauce au soja. Limitez-vous à un maximum d'une petite pincée (ou de quelques gouttes) par jour. Cette quantité étant difficile à mesurer, peut-être déciderez-vous de vous passer complètement de sel. Excellente idée ! N'oubliez pas de faire faire des analyses d'urine pour vérifier leur teneur en sel. Cela vous aidera à mettre au point votre régime d'entretien personnel.

Les personnes ayant connu des problèmes de poids importants ne devraient plus jamais manger de sel. Le docteur Kempner affirme que certains organismes ne sont pas capables de faire face au sel. Il déclenche une réaction semblable à une allergie. Si on est allergique au lierre, une seule feuille peut déclencher une éruption cutanée. De même, une quantité minime de sel peut causer des troubles sérieux aux personnes qui y sont allergiques.

Personnellement, je ne touche plus *jamais* au sel, même s'il m'arrive de consommer des aliments qui en contiennent lorsque j'ai une fringale. Mais je suis devenue si sensible au sel que j'en décèle le goût même s'il est à peine perceptible, dans un biscuit par exemple. Je suis heureuse et soulagée de m'être complètement débarrassée du sel.

• Les boissons alcoolisées

Bien qu'il ne s'agisse pas d'aliments, cette catégorie intéresse sans doute bon nombre d'entre vous. Des quantités modérées d'alcool sont acceptables lors de la phase d'entretien du régime Minceur, à condition que la teneur en sodium de vos boissons soit très faible. Voici les choix les plus sûrs :

Les vins rouges, blancs ou rosés : Ils contiennent en général peu de sodium.

Les alcools forts : la plupart des alcools forts ne contiennent que peu de sodium, et sont donc acceptables. Pensez à surveiller de très près la teneur en sodium des cocktails.

Les bières : La plupart des bières sont admissibles, mais

pourquoi n'opteriez-vous pas pour des bières légères qui vous permettraient d'économiser des calories ?

Si vous surveillez bien votre consommation de calories, vous pouvez vous autoriser de temps à autre une boisson alcoolisée à faible teneur en sodium. Soyez cependant vigilant, car l'alcool peut relâcher votre attention à l'égard de la nourriture.

Un dernier mot

La phase d'entretien de votre régime doit comporter essentiellement des fruits, des légumes et des céréales. Chaque jour, mangez des légumes — verts, bien sûr, mais aussi jaunes et orange. Consommez également des fruits riches en vitamine C (agrumes, melons, baies et tomates). Ajoutez-y de petites portions de protéines animales, si vous le souhaitez, mais en ôtant toute la graisse visible.

Quant aux nouveaux aliments autorisés, ils sont naturels, et par conséquent acceptables. Mais n'oubliez pas qu'ils sont généralement plus riches en calories que ceux qui étaient autorisés jusqu'à présent. D'une manière ou d'une autre, un grand nombre d'entre eux peuvent provoquer des problèmes à long terme. Vous devrez donc faire preuve de sagesse et de mesure dans votre consommation.

LES ALTERNATIVES

La phase d'entretien du régime Minceur représente le meilleur programme diététique qui soit ; c'est pourquoi je n'envisagerais rien d'autre pour moi-même. Cependant, je sais que tout le monde ne souhaite pas se nourrir ainsi pendant toute la vie, et il existe d'autres possibilités acceptables.

La meilleure solution après le régime d'entretien est l'entretien partiel, complété par une nourriture « ordinaire ». Toutes ces formules constituent donc un mélange de principes du régime Minceur et de nourriture « ordinaire ». Si vous savez vous surveiller, cette solution vous permettra de rester mince.

Le programme d'entretien partiel implique un choix entre différentes possibilités, par exemple :

1. Pour les personnes qui sortent très souvent, respectez

le régime d'entretien normal, sauf quand vous dînez à l'extérieur ou si vous recevez des amis.

2. Pour ceux qui aiment bien manger pendant le week-end, respectez le régime d'entretien pendant la semaine et optez pour une nourriture « ordinaire » le samedi et le dimanche.

3. Vous pouvez aussi prendre des déjeuners « régime Minceur » — de n'importe quelle phase — et des dîners « ordinaires ».

Vous pourrez peut-être trouver une autre possibilité qui vous conviendra. Veillez simplement à ce que la proportion de repas « régime Minceur » reste suffisante pour que votre poids n'en subisse pas les conséquences.

Personnellement, ces programmes me posent des difficultés. J'ai vraiment l'impression qu'ils présentent des risques permanents. Il est difficile de reprendre un régime le lundi après un week-end de débauche de calories !

Cependant, les personnes qui n'ont jamais été très obèses pourront peut-être s'adapter à ce type de régime. Je suppose que tout le monde ne peut pas, comme moi, être un « inconditionnel » du régime Minceur !

LA SOLUTION DU BRICOLAGE

Ce régime d'entretien partiel ne devrait être tenté que par les personnes du groupe A, celles qui n'ont jamais connu un grave problème d'obésité.

Dans ce cas, quelques semaines de régime Minceur suffisent généralement pour se débarrasser des kilos excédentaires qui vous gênaient. Cette courte période n'a peut-être pas été suffisante pour vous convaincre des bienfaits de ce changement d'habitudes alimentaires, surtout si vous n'avez jamais eu de grosses difficultés à maîtriser votre poids. Pour ceux d'entre vous qui souhaitent utiliser ce régime uniquement pour perdre quelques kilos, la solution peut être celle du bricolage.

Atteignez votre objectif, calculez bien le nombre de calories que vous pouvez consommer sans danger chaque jour, puis contentez-vous de ce nombre de calories en continuant à prendre votre alimentation habituelle.

L'essentiel est bien sûr de corriger le moindre gain de poids avant qu'il ne devienne trop grave. Je vous conseille la règle des 10 pour cent : si vous constatez que vous avez regagné 10 pour cent du poids que vous aviez perdu, reprenez le régime Minceur (à n'importe quelle phase) jusqu'à ce que cet excédent ait à nouveau disparu.

CONSEILS POUR L'ENTRETIEN

Même les habitués du régime se trouvent maintenant devant une situation nouvelle. Les conseils suivants leur permettront de ne pas s'égarer.

La préparation des repas

- La plupart des gens utilisent le poivre et le sel comme condiments principaux. Si vous ne voulez pas consommer vos aliments sans assaisonnement comme je le fais, essayez différentes épices ou herbes. Mais ne faites pas d'excès. Regardons les choses en face : si vos aliments deviennent délicieux, vous aurez envie d'en manger davantage. Il n'est donc pas nécessaire que vos repas soient particulièrement savoureux. Ainsi, vous vous contenterez plus facilement de portions *limitées.*
- La levure et le bicarbonate de soude sont des composés de sodium et il faut donc les éviter. Vous trouverez des équivalents à faible teneur en sodium dans les magasins diététiques.
- De nombreux livres de cuisine, et notamment de cuisine végétarienne, proposent des recettes qui sont très faciles à adapter aux exigences du régime Minceur. Vous pourrez remplacer les aliments interdits par des équivalents (prendre de l'huile au lieu du beurre, par exemple) ou tout simplement les écarter. La plupart du temps, vous ne remarquerez même pas la différence.
- Essayez de remplacer le sucre mentionné dans les recettes par du jus de pomme concentré surgelé, en quantités égales.

A table

- Lors de la phase d'entretien, mangez uniquement les aliments qui vous plaisent. Ne vous obligez pas à prendre des aliments que vous n'appréciez pas. Vos repas doivent vous apporter une satisfaction, et non représenter des sacrifices et des privations.

- Cependant, si vous avez un goût prononcé pour un aliment précis, méfiez-vous ! Les produits que vous aimez trop peuvent créer des problèmes.
- Limitez-vous à des portions raisonnables des aliments autorisés. Même les aliments considérés comme excellents par tous les régimes amaigrissants, comme les salades, ne doivent pas être consommés en quantités trop importantes car cela risquerait de déclencher une réaction de gloutonnerie. Prenez plutôt de petites portions de plusieurs aliments.
- Vous n'êtes en aucun cas obligé de consommer toutes les calories auxquelles vous avez droit. N'hésitez pas à manger moins si vous n'avez pas particulièrement faim. Soyez certain qu'un jour de gourmandise rétablira bientôt l'équilibre.
- La dernière bouchée d'un repas ne doit jamais provenir de votre aliment préféré. Cela vous laisserait en effet dans la bouche un goût de « revenez-y » qui vous donnerait envie de vous resservir. Mieux vaut terminer le repas sur un goût neutre plutôt que sur une tentation pouvant entraîner des excès.
- Continuez vos efforts pour vous distancier de la nourriture. Envisagez de laisser dans votre assiette une bouchée de chaque aliment. Consacrez de temps en temps une journée au jeûne. Essayez vraiment de vous désintéresser de la nourriture.

Les achats

- Goûtez les aliments autorisés que vous ne connaissez pas encore. Essayez de nouvelles recettes. Vous découvrirez certainement des aliments sains et naturels que vous ne connaissiez pas jusqu'à présent et qui apporteront de la variété à vos repas.
- Les fruits secs sont une excellente alternative aux sucreries. Personnellement, j'apprécie particulièrement les figues, qui sont un enchantement.
- Evitez tous les aliments traités et raffinés. Ils sont généralement très riches en sodium et le traitement élimine la plupart des nutriments, en particulier les fibres. Ces aliments ne valent rien pour vous.

- Si vous ne pouvez pas toujours éviter les aliments préparés ou en conserve, achetez au moins des produits à très faible teneur en sodium. Et lisez soigneusement les étiquettes — sans omettre le moindre mot.

Loin de la table

- Pratiquez régulièrement un sport (voir Chapitre 9). L'exercice doit être considéré comme une partie intégrante de votre nouvelle vie.
- Pesez-vous chaque jour ; il faut toujours faire face à la réalité. Il est important de corriger immédiatement le moindre gain de poids, avant qu'il ne devienne insurmontable.
- Continuez à consulter très régulièrement votre médecin, jusqu'à ce qu'il vous dise lui-même qu'il n'est plus nécessaire de le voir aussi souvent.
- Chaque matin, prévoyez ce que vous allez manger pendant la journée, et veillez à avoir toujours sous la main les aliments dont vous aurez besoin. Cela peut sembler contraignant mais vous serez ensuite libéré et vous n'aurez plus à vous soucier de nourriture pendant toute la journée. De plus, il est très mauvais d'attendre l'heure des repas, lorsque vous êtes affamé, pour décider de ce que vous allez manger.
- Si ensuite vous avez envie d'un aliment qui n'est pas inclus dans le programme du jour, consolez-vous en vous disant que vous pourrez toujours le prendre le lendemain — si vous en avez encore envie.
- Dans une certaine mesure, le programme d'entretien nécessite quelques recherches personnelles. Comment savoir que vous ne pouvez absolument pas garder de beurre chez vous avant d'avoir essayé ? Vous devez donc vous attendre à commettre quelques erreurs et à connaître quelques échecs. Ce n'est pas un problème — si vous savez en tirer les enseignements. Vous êtes en train de réunir les données qui vous permettront d'établir votre régime personnel.
- Très peu d'obèses savent se tenir droits et marcher fièrement, de sorte que la posture est parfois un problème pour les personnes qui ont perdu du poids. Lorsque j'ai essayé de corriger cette mauvaise position, j'ai exagéré et j'ai marché quelque temps avec les épaules en arrière. Ce n'était ni très naturel ni très gracieux ! Maintenant,

pour me tenir droite, je m'efforce de maintenir ma cage thoracique en position verticale. Si vous faites l'effort de maintenir votre corps bien droit entre la taille et les épaules, tout le reste de votre ligne suivra, que vous soyez debout, assis, ou dans n'importe quelle position.

RESUME

La phase d'entretien consiste à consommer de bons aliments d'une bonne manière. Il s'agit d'admettre calmement qu'il faut changer définitivement vos habitudes alimentaires.

Je reconnais que, pour les personnes qui aiment manger, la perspective de se passer désormais de leur passe-temps favori peut être déprimante. Pour certains, le fait d'être privé de leurs aliments préférés représente un châtiment pire que la mort.

Cependant, la question n'est pas de savoir comment vous pourrez manger ainsi toute votre vie, mais plutôt comment vous pourriez *ne pas* manger ainsi. Voyons les choses en face : jusqu'à présent, tout ce que vous avez entrepris s'est soldé par un échec. Il est temps de prendre des mesures sérieuses pour éliminer un problème grave. C'est pourquoi il est souhaitable non seulement de maigrir, mais aussi de vous tenir éloigné toute votre vie des aliments qui sont la cause de vos ennuis. Le régime Minceur est un outil précieux qui permet d'atteindre cet objectif.

Suivez le régime Minceur, et bientôt vous perdrez le goût de ces aliments qui vous semblaient si délicieux auparavant. Vous apprécierez toujours la nourriture, mais vous préférerez les aliments naturels et sains que vous consommerez. Je vous affirme que les produits naturels sont absolument *sublimes.*

Donnez-vous le temps, et vous aimerez ces aliments tout autant que les produits nocifs auxquels vous étiez habitué. En faisant l'effort de réprimer vos goûts et vos penchants dangereux, vous pourrez tirer les bienfaits de la nourriture tout en évitant ses dangers.

9

Le programme d'exercice

Lors du régime Minceur, sauf contre-indication médicale, les patients peuvent mener une vie normale et active. Les médecins nous encouragent même à pratiquer l'exercice jusqu'à la *limite de notre tolérance.* Ce point critique varie bien sûr selon les personnes, et dépend de l'âge, du sexe et de la santé de chaque individu.

En général, l'essentiel est de *commencer* et de *ne pas s'arrêter.* Pour l'exercice comme pour le reste, c'est la *régularité* qui importe.

L'exercice permet d'éliminer les calories et la graisse tout en renforçant les muscles. Il entraîne une augmentation de la quantité de tissus maigres par rapport aux tissus gras, ce qui signifie que vous pouvez être plus lourd et pourtant paraître plus mince. La pratique de l'exercice améliore les capacités cardiaques et pulmonaires, elle tonifie et renforce les muscles, et surtout, elle apporte un sentiment général de bien-être.

Vous éliminerez plus rapidement les calories que vous consommez si vous augmentez votre activité physique. Quand vous pratiquez l'exercice pendant une période prolongée, vous modifiez votre métabolisme, vous éliminez des calories, et vous vous débarrassez de ces centimètres si encombrants qui s'accrochent à votre tour de taille.

De plus, la pratique de l'exercice régularise l'appétit et permet de mieux contrôler les fringales. Elle vous aidera aussi à vous décontracter et vous donnera un tonus extraordinaire.

LE PROGRAMME QUI VOUS CONVIENT

Si vous ne pratiquez aucun sport, il est important de trouver une activité qui tienne compte de votre condition physique, de vos éventuels problèmes de santé, de vos goûts et de vos objectifs. Comme d'habitude, il faut consulter votre médecin au préalable et écouter attentivement ses conseils.

La plupart des gens constatent que ce qui leur convient le mieux est un type d'exercice aérobique. Parmi les sports aérobiques, on trouve la marche, la course, la bicyclette et la natation. Le yoga est également un bon choix. Il fait travailler l'ensemble du corps et élimine la tension nerveuse.

POURQUOI LA MARCHE ?

La marche est un sport merveilleux et agréable. Elle améliore l'ensemble de la condition physique et peut se pratiquer partout, à tout moment, et par tous les temps. Elle vous donne tout l'exercice dont vous avez besoin, et, à l'exception des chaussures, elle ne coûte pas un sou.

C'est une solution efficace contre la déprime passagère, car elle soulage les tensions nerveuses et les angoisses. La marche stabilise la respiration et le rythme cardiaque, ce qui aide à se décontracter. Elle permet également d'écarter la nourriture de votre esprit, et elle est excellente pour le corps, le moral, et même pour les relations avec autrui !

Si vous choisissez de pratiquer la marche, voici quelques conseils qui pourront vous être utiles :

- Ne vous préoccupez pas de votre vitesse. Marchez assez rapidement pour que votre respiration s'accélère et que vous transpiriez légèrement, mais pas au point d'être essoufflé ou complètement épuisé.
- Essayez de parcourir un kilomètre en quinze minutes. Si vous avez le temps, marchez deux ou trois heures par jour. Naturellement, vous pouvez diviser ce laps de temps en plusieurs périodes courtes tout au long de la journée.
- Envisagez l'achat d'un podomètre pour mesurer votre progression quotidienne.
- Si vous voulez accélérer votre rythme, alternez les périodes de jogging et de marche.
- Profitez de ces moments pour réfléchir tout en marchant. Beaucoup de gens se sont aperçus que la marche les aidait à résoudre les nombreux problèmes qui se bousculaient dans leur esprit. Vous pouvez même emporter un bloc-notes pour noter éventuellement les idées qui vous viendraient.

- Parcourez des endroits différents, de manière à éviter l'ennui de la routine. Vous pouvez pratiquer la marche en ville, tout en regardant les vitrines ou les monuments. N'hésitez pas à vous arrêter pour bavarder avec des personnes sympathiques ou pour jouer avec le chien d'un voisin.

Vous pensez peut-être que la marche ne vous convient pas. Ce n'est pas un problème : il est important de ne pas faire ce qui ne vous plaît pas. Si vous ne vous sentez pas heureux, vous ne pourrez pas pratiquer régulièrement cet exercice.

Il existe de nombreux sports que vous pouvez pratiquer, et vous devriez rechercher celui qui convient le mieux à votre tempérament et à vos besoins. Choisissez simplement une activité qui fasse travailler l'ensemble de vos muscles, qui accélère votre rythme cardiaque et qui vous fasse transpirer.

PROGRESSEZ LENTEMENT ET RAISONNABLEMENT

Quand vous commencez à pratiquer un sport, il est important de suivre une progression très graduelle. Ce n'est pas la peine de vous épuiser ni de souffrir. Il est normal de ressentir une légère fatigue, mais il ne faut pas vous exténuer.

Vous aurez peut-être quelques courbatures après une bonne séance d'exercice. En fait, c'est le signe que vos muscles réagissent normalement. Mais n'essayez pas d'en faire trop et trop vite, car vous risqueriez de vous blesser ou de vous décourager. Mieux vaut commencer lentement et progresser régulièrement. La fatigue extrême et la douleur sont le signe que vous exagérez votre dépense physique.

Evitez les mouvements qui vous font souffrir, en particulier au niveau des articulations. Evitez les nausées, les coups de chaleur ou de froid, les vertiges et l'essoufflement extrême. Ne vous épuisez pas au point de ne plus avoir envie de continuer le lendemain. Il est indispensable de vous montrer *raisonnable et régulier* dans la pratique du sport choisi.

Avez-vous remarqué que le mot « raisonnable » revient très souvent dans cet ouvrage ? De même que pour votre régime, il est important de ne pas avoir une attitude de « tout ou rien » à l'égard de l'exercice. N'importe quoi vaut mieux que l'immobilité, même si vous vous contentez de monter une petite volée de marches chaque jour. L'essentiel est de faire *travailler* votre corps.

Commencez par une activité qui ne vous fatigue pas trop et que vous *appréciez.* Ensuite, vous pourrez augmenter progressivement la durée et la difficulté de l'exercice. Etablissez un programme réaliste et respectez-le autant que possible. Choisissez l'heure de la journée qui s'inscrit le mieux dans votre emploi du temps, et n'abandonnez pas, même s'il vous arrive d'oublier l'exercice de temps à autre.

Même les personnes qui n'ont aucune confiance en leurs possibilités physiques s'apercevront qu'elles progressent au fil du temps. Il suffit de faire travailler votre corps au mieux de ses capacités.

Ne vous montrez pas trop exigeant envers vous-même. Ne vous attendez pas à des changements spectaculaires en deux semaines, même si cette courte période vous permettra déjà de constater une amélioration de votre vitalité et de votre tonicité musculaire.

CONSEILS DIVERS

- Variez les plaisirs pour éviter l'ennui ! Si vous faites de la marche un jour, essayez la bicyclette le lendemain. Faites du yoga le troisième jour et suivez un cours de gymnastique aérobique le quatrième. Cela vous aidera à conserver de l'intérêt pour ce que vous faites.
- Faites vos exercices en musique.
- Vous vous ennuierez moins si vous marchez ou si vous faites vos exercices avec un ami.
- Pensez aux sports d'équipe, qui sont très amusants à condition toutefois de ne pas passer la majorité de votre temps sur la touche, à encourager les autres.
- Renseignez-vous sur les différents cours que vous pouvez prendre dans votre région. Essayez de trouver un cours où les autres participants aient un niveau équivalant au vôtre. Si le niveau est plus élevé, demandez au professeur s'il est possible d'adapter les cours à vos besoins particuliers.
- En ce qui concerne les professeurs, il est important de vous assurer qu'ils sont très expérimentés, afin d'éviter tout risque de blessure. Avant de vous inscrire à un cours renseignez-vous sur l'expérience, les qualifications et les diplômes éventuels du professeur ou du moniteur.
- Vous pouvez passez un test sur tapis roulant pour déter-

miner votre capacité respiratoire. Demandez à votre médecin s'il pense que c'est nécessaire dans votre cas.

- Il est important de vous sentir à l'aise sur le plan physique lors de la pratique de l'exercice. Portez donc des vêtements assez amples et des chaussures adaptées.

Maintenant, allez-y... *bougez* !

10

L'élément temps : maigrir à quelle vitesse ?

La première question qu'on me pose concerne toujours le nombre de kilos que j'ai perdus. La deuxième question concerne invariablement le temps que cela a pris. Tout le monde veut savoir à quelle vitesse on peut maigrir.

J'aimerais vous répondre avec précision, mais c'est malheureusement impossible. Il y a trop d'impondérables et de variables à prendre en compte. En premier lieu, il est impossible de savoir exactement comment réagira le métabolisme de chacun. D'autres facteurs, comme l'âge, le sexe et le niveau d'activité physique, jouent également un rôle certain.

Sans parler de la variable principale, à savoir la fréquence et l'importance des écarts que vous commettrez.

Le docteur Kempner taquine toujours gentiment ceux qui se demandent anxieusement combien de temps il leur faudra pour maigrir. Il leur répond souvent par une autre question : Si un chirurgien réussit une opération délicate et sauve la vie d'un homme, est-il vraiment important de savoir si l'intervention a duré deux ou quatre heures ? Ou encore : Si un homme devient milliardaire, est-il important de savoir combien de temps il lui a fallu pour cela ?

Autrement dit, c'est le résultat qui compte, et non la durée du processus qu'il a fallu suivre pour l'atteindre.

Cependant, en tant qu'ex-obèse, je comprends à quel point l'élément temps peut vous sembler essentiel, et je vais donc tenter de jeter quelque lumière sur ce sujet.

HOMME OU FEMME ?

Vous avez sans doute déjà entendu cette affirmation, et vous la lisez maintenant une fois de plus : *quel que soit* le régime entrepris, les hommes ont tendance à maigrir plus rapidement que les femmes.

La principale explication physiologique de ce phénomène tient au fait que la quantité des tissus musculaires par rapport aux tissus graisseux est deux fois plus élevée chez les hommes que chez les femmes. Cela signifie qu'ils peuvent éliminer leurs calories deux fois plus rapidement.

De plus, les hormones féminines ont tendance à transformer la nourriture en graisse. Cela peut paraître injuste, mais la nature a conçu les femmes ainsi de manière à leur fournir assez de graisse pour protéger le fœtus pendant la grossesse. Elle n'a pas tenu compte, en prévoyant les choses ainsi, de l'opinion des femmes actives du XXe siècle.

Certains affirment qu'il existe également des différences de comportement entre les hommes et les femmes. Il semblerait que, lorsqu'un homme entame un régime, il aurait tendance à le respecter plus scrupuleusement qu'une femme.

J'ajouterai que le fait que les femmes se trouvent plus souvent en contact avec la nourriture n'arrange rien. Les femmes, qui ont traditionnellement la tâche d'acheter et de préparer les repas pour leur famille, sont plus exposées aux tentations, et cela met en péril leurs régimes amaigrissants.

La menstruation peut également perturber l'appétit des femmes, en créant des fringales, en particulier de sucreries. Chez certaines femmes, ce phénomène débute quelques jours avant l'apparition des règles et se poursuit au moins pendant dix jours. Par ailleurs, la menstruation entraîne parfois des états plus ou moins dépressifs qui peuvent contribuer au désir de manger n'importe quoi.

Depuis quelques années, on donne un nom à ce phénomène : le syndrome prémenstruel. Il semblerait que de très nombreuses femmes en subissent les conséquences d'une manière ou d'une autre. Personnellement, je ressens toujours une brusque envie de sucreries cinq jours avant mes règles. Tant que cette fringale subsiste, c'est-à-dire pendant quelques heures ou tout au plus une journée, je me jette sur n'importe quels aliments. J'ai constaté que les compléments de vitamines destinés aux végétariens, que j'ai mentionnés au chapitre 7, améliorent la situation. Depuis que je les prends, mes symptômes sont moins aigus. Si vous souffrez également du syndrome prémenstruel, vous pouvez les essayer ou en parler à votre médecin.

L'AGE

Même si vous entendez souvent des gens affirmer qu'ils ont plus de mal à maigrir en vieillissant, les études ne semblent pas confirmer cette théorie.

En revanche, ce qui baisse souvent avec les années, c'est le niveau d'activité. Si vous pensez que votre métabolisme s'est ralenti depuis quelque temps, essayez de pratiquer plus souvent une activité physique.

Il est également important de savoir si oui ou non il faut devenir plus léger en vieillissant. La plupart des médecins sont d'accord sur ce point avec le docteur Kempner (qui, à quatre-vingt-trois ans, mesure 1,72 mètre pour 65 kilos). Voici son raisonnement : imaginons que vous ayez devant vous un homme de quatre-vingts ans et un homme de vingt ans. Devant eux se trouvent deux valises : une de quarante kilos, l'autre de dix kilos. Lequel de ces deux hommes portera la valise la plus lourde ?

Eh oui ! Un homme de vingt ans est plus en mesure de porter une valise de quarante kilos qu'un homme plus âgé. Moralité : il faut manger moins et peser moins en vieillissant. Plus vous serez léger, plus votre santé aura de chances d'être florissante pendant de très longues années.

LE NIVEAU D'ACTIVITE

L'exercice physique à lui seul ne vous fera pas maigrir, mais, associé à un régime, il peut accélérer votre perte de poids. La pratique régulière d'un sport peut stimuler votre métabolisme et le faire fonctionner beaucoup plus vite. Songez simplement à ce fait : on dit que Martina Navratilova, la championne de tennis, élimine plus de calories en restant assise dans un fauteuil que vous quand vous jouez au tennis !

LE PROBLEME CRUCIAL

Après avoir abordé les différents éléments qui influencent l'amaigrissement, j'aimerais maintenant parler d'un sujet très important : votre attitude et votre niveau de frustration à l'égard de la durée de votre amaigrissement.

Au début du régime, la plupart d'entre vous perdront des kilos très rapidement. Si vous appartenez à la catégorie A (celle des « presque-minces »), vous constaterez un changement très rapide, aussi bien sur votre balance que devant votre miroir. En revanche, les personnes des catégories B et C (moyennement et très obèses) devront attendre plus longtemps pour que le changement devienne *visible,* mais leur amaigrissement sera plus sensible *sur la balance* que celui des personnes du groupe A, car plus vous êtes obèse, plus vous avez tendance à maigrir rapidement.

Une perte de deux à cinq kilos est immédiatement perceptible chez une personne qui n'a que peu de poids à perdre ; en revanche, une personne plus obèse devra perdre plus de poids avant que les autres le remarquent. Cependant, à mesure que vous approcherez de votre poids idéal, chaque kilo éliminé deviendra plus visible sur votre silhouette.

Permettez-moi de vous donner un exemple tiré de mon expérience personnelle.

Après deux mois seulement passés à Durham, ma nièce Amy vint de Montréal me rendre visite. J'avais alors perdu vingt-sept kilos, et j'étais passée de 130 à 103 kilos. Un amaigrissement important, bien sûr, mais j'étais encore très grosse. A l'aéroport, Amy se dirigea vers moi, m'examina lentement de la tête aux pieds, et me dit qu'en regardant bien j'avais peut-être légèrement maigri au niveau du visage.

Les gens sont toujours choqués quand je raconte cette anecdote, et pourtant, Amy ne faisait que dire la vérité. En fait, je ne différais pas tellement de la Judy qui avait quitté Montréal deux mois plus tôt. J'étais si obèse en arrivant que même une perte de poids considérable ne se remarquait pas sur ma silhouette.

Mais n'aurait-il pas été stupide de ma part de m'offenser de la remarque d'Amy ? Il est compréhensible d'éprouver un certain découragement en entendant ce genre de commentaire, mais il ne sert à rien de s'apitoyer sur son propre sort.

D'ailleurs, une semaine après le départ d'Amy, ma silhouette s'améliora de manière assez sensible, et subitement tout le monde se mit à me complimenter pour ma progression. J'avais effectivement minci.

L'un de mes amis de Durham qualifie ce phénomène d' « élimination d'une couche de graisse », et c'est exactement l'impression que cela produit. Votre poids baisse considérablement, sans qu'il y ait de différence notable au niveau de votre silhouette. Puis, un beau jour, un changement se produit, et une nouvelle silhouette, plus mince, apparaît. Tout le monde s'en aperçoit, et les compliments pleuvent.

J'ai constaté ce phénomène chez la plupart des patients.

Même si la perte de poids est importante et régulière sur la balance, la manifestation physique de cet amaigrissement se produit par à-coups.

Cependant, souvenez-vous, si vous faites partie des catégories B et C, que le début du régime peut être une période assez décourageante. Vous n'aurez pas l'impression de progresser de manière notable et personne ne vous complimentera. Vous devrez vous passer des délices de la nourriture, mais vous n'aurez pas encore le plaisir de voir une silhouette mince dans votre miroir.

Il faut faire preuve de *patience,* et savoir attendre les récompenses. Et nous autres, les obèses, avons la réputation de renoncer très difficilement à nos plaisirs. Le problème vient en partie du fait que nous voudrions atteindre notre objectif très vite.

Le processus de l'amaigrissement rappelle les efforts qu'il faut accomplir pour cesser de se ronger les ongles. Vous n'aurez pas de beaux ongles longs immédiatement après avoir renoncé à cette fâcheuse manie. Il en va de même pour votre silhouette. Même si vous regrettez que la progression ne soit pas plus rapide, vous ne pouvez pas la contrôler. En revanche, vous pouvez contrôler votre alimentation. Et la perte de poids viendra si vous savez respecter le régime. Il est important de ne pas laisser des déceptions momentanées vous pousser vers la porte du réfrigérateur.

LES RETARDS TEMPORAIRES

Vous pouvez rencontrer trois types de retards différents, et je vous les indique maintenant plus en détail.

- **Les gains de poids causés par des fringales**

Il y a beaucoup à dire sur ces contretemps très fréquents. J'y reviendrai plus longuement au chapitre 13.

- **Une stagnation momentanée, ou de légers gains de poids inexplicables**

Parfois votre poids ne baisse pas pendant plusieurs jours et il arrive même que vous repreniez quelques centaines de grammes alors que vous avez suivi scrupuleusement votre régime.

J'ai entendu des gens se lamenter parce qu'ils n'avaient pas perdu un gramme après une journée de régime sérieux, ou parce qu'ils avaient repris un peu de poids. Ils affirment que ce n'est *pas juste,* et exigent pratiquement qu'on leur rende des comptes précis des raisons de ce contretemps !

Normalement, il est évident qu'une journée de régime est récompensée par une perte de poids, mais il arrive que ce ne soit pas le cas. Que vous le vouliez ou non, c'est une réalité que vous devez accepter.

Je vous conseille de surmonter votre déception le plus vite possible (après une minute environ), et de poursuivre normalement votre journée. Ne vous découragez pas et ne vous laissez pas abattre par le chiffre qu'indique votre balance. Ne vous comparez pas aux autres, et ne gaspillez pas votre temps et votre énergie à vous lamenter sur votre échec.

Dans mon cas, il est arrivé très souvent qu'une journée s'écoule sans amélioration, et cinq ou six fois par mois en moyenne, je regagnais même un peu de poids ! J'ai appris qu'il était inutile de protester contre les réalités du fonctionnement de notre métabolisme. Même si votre régime est parfait, votre corps est sujet à des variations diverses.

Je vous conseille de penser à autre chose et de ne plus vous préoccuper de ce qu'indique votre balance lorsqu'un tel phénomène se produit. Respectez le régime, et je vous assure que les kilos disparaîtront. Si vous vous laissez décourager par ces petits contretemps, vous ne parviendrez jamais à votre poids idéal.

• Les plateaux

C'est la hantise de toutes les personnes qui suivent un régime. Les plateaux sont des périodes frustrantes que la plupart d'entre nous connaissent bien : parfois, une semaine entière s'écoule sans apporter le moindre amaigrissement. Ces plateaux sont rares avec le régime Minceur, mais peuvent néanmoins survenir. Mon conseil reste le même : concentrez-vous sur l'objectif final. Franchissez tous les obtacles sans vous en soucier outre mesure. Souvenez-vous qu'aucun autre régime (à l'exception peut-être du jeûne complet) ne vous apporterait un amaigrissement plus rapide. Même si vous connaissez une phase de plateau de temps à autre, votre amaigrissement général sera si rapide que vous ne devriez pas avoir de mal à garder votre motivation.

Personnellement, je n'ai vécu qu'une période de plateau. Cela s'est produit alors que j'approchais de la barre fatidique des cent kilos, et le problème a duré environ une semaine. Depuis, les médecins de la clinique du docteur Kempner m'ont appris que les périodes de plateau sont assez fréquentes lorsqu'on atteint ce poids. C'est un peu comme si le corps avait une sorte de répugnance à revenir à un niveau plus normal.

J'ai eu également quelques difficultés à passer sous la barre des soixante-cinq kilos, mais on ne peut qualifier cela de « plateau ». Après avoir perdu mes soixante-dix kilos superflus, il m'a fallu attendre deux ans avant de maigrir à nouveau pour atteindre mon objectif final. En fait, à cette époque, je ne suivais plus le régime *pour maigrir,* bien qu'il ne s'agisse pas de ma part d'une décision délibérée. Je suivais toujours les directives du régime Minceur, mais j'avais du mal à limiter les quantités de mes aliments, et je ne me contentais plus uniquement des aliments autorisés par le régime. J'étais assez mince, et je ne reprenais pas de poids, mais je n'étais visiblement pas prête alors pour franchir le dernier obstacle. Cependant, je n'ai jamais perdu de vue mon objectif ultime.

Vous pourrez vous aussi atteindre un poids que vous choisirez, consciemment ou non, de conserver pendant une période assez longue. Ce n'est pas grave, à condition que vous ne regagniez pas les kilos perdus et que vous ne perdiez pas de vue votre but final.

LES STRATEGIES ANTI-PLATEAU

Si vous traversez une période de plateau (un minimum d'une semaine sans perte de poids), il existe des tactiques « de choc » qui pourront stimuler votre organisme dans la bonne direction. Le riz et les fruits sont généralement efficaces, et vous pouvez également essayer les aliments suivants, *pendant une journée seulement.*

Le pamplemousse

Choisissez du jus de pamplemousse, du pamplemousse frais, et/ou des morceaux de pamplemousse en conserve. Prenez une portion au petit déjeuner, trois portions au déjeuner, et trois portions au dîner. Vous pouvez en prendre moins si vous le désirez mais pas davantage. Vous avez également droit aux boissons non caloriques autorisées. (Voir la liste au Chapitre 6.) Une portion correspond à une tasse de jus sans sucre, un demi-pamplemousse frais, ou une tasse de quartiers de pamplemousse en conserve, sans sucre, y compris 2 cuillerées à soupe de jus. Mélangez ou associez ces possibilités si vous le désirez.

Tomates, œufs et pamplemousse

Un demi-pamplemousse au petit déjeuner, une tomate

coupée en tranches, un œuf et un demi-pamplemousse au déjeuner, et la même chose au dîner. Veillez à déduire les portions d'œuf de celles qui vous sont autorisées pour la semaine. Vous avez droit aux boissons non caloriques autorisées. A n'importe quel repas, vous pouvez remplacer le demi-pamplemousse par une tasse de jus de pamplemousse non sucré ou une tasse de quartiers de pamplemousse en conserve (y compris 2 cuillerées à soupe de jus).

Note : Ce régime spécial ne doit pas être entrepris par les personnes souffrant de troubles de la santé, même pour une seule journée.

Un jeûne total

Une journée de régime particulier tel que je viens de le décrire devrait vous permettre de franchir l'étape du plateau. Mais ce traitement n'est en aucun cas nécessaire. Si vous respectez scrupuleusement les principes du régime Minceur, vous pouvez vous attendre à reprendre votre amaigrissement très rapidement.

D'une manière générale, il est important d'aborder ces contretemps dans un état d'esprit positif. Regardez les progrès que vous avez déjà accomplis, et non le chemin qui vous reste à parcourir. Et admettez que, quelle que soit la vitesse de votre amaigrissement, il ne sera jamais suffisamment rapide à votre goût. Comme tous les obèses que je connais, vous aimeriez vraiment être mince dès demain matin, au plus tard !

AMAIGRISSEMENT RAPIDE CONTRE AMAIGRISSEMENT LENT

J'ai souvent entendu dire que si vous perdez du poids rapidement, vous avez tendance à le regagner tout aussi vite, alors qu'en maigrissant plus lentement vous avez plus de chances de conserver votre minceur. Une théorie séduisante, mais qui n'a pas été confirmée par mon expérience.

A une époque, j'ai maigri *très lentement* grâce à un régime bien connu. Mais dès la fin de ce régime, j'ai repris très rapidement mes kilos. En fait, en une semaine, j'ai regagné six kilos, et quatre kilos la semaine suivante : quelques jours seulement ont suffi pour reprendre ces kilos que j'avais mis quatre mois à perdre !

Il est difficile de suivre un régime, qu'il vous fasse maigrir lentement ou rapidement. En réalité, soit vous êtes mentalement prêt à devenir mince, soit vous ne l'êtes pas. Et si vous l'êtes, pourquoi ne pas perdre ces kilos le plus vite possible ? Quitte à vous infliger des privations, autant obtenir des résultats intéressants.

LE JOUR DU MARIAGE DE MICHELLE...

J'ai une dernière recommandation à vous faire en ce qui concerne l'élément temps.

Je vous conseille fortement de ne plus « décider » de peser un certain poids à une certaine date. Ces prévisions ne sont que des rêves sans fondement. En fait, on pourrait même les qualifier de stupides.

Maintenant, soyez franc. Combien de fois, vous étant fixé une date limite, avez-vous réalisé votre souhait dans les temps ? Oui, je sais. Moi non plus.

Il est inutile, et même néfaste, de fixer des objectifs de ce genre en vous imposant un poids précis à une date particulière. Vous vous imposez une pression supplémentaire, et vous allez tout droit à l'échec. Le temps qu'il vous faudra pour atteindre votre but n'est pas de votre ressort.

Je comprends votre désir de mincir le plus vite possible, mais le mot clé ici doit être « possible », et non pas « vite ». Malheureusement, vous rencontrerez de nombreux obstacles imprévus en chemin. (Croyez-vous vraiment que j'aie voulu m'arrêter à soixante-cinq kilos pendant *deux ans* ?)

Cessez de faire des projets lointains. Faites simplement le premier pas et continuez chaque jour à faire de votre mieux. Ne perdez pas de vue votre objectif final, et laissez le temps se charger du reste.

Apprenez qu'*une bonne journée de régime* est plus importante que le chiffre qui s'inscrit sur la balance. Vous vous sentirez la conscience tranquille, vous saurez vous respecter, et vous finirez par atteindre votre but. L'évolution de votre poids au jour le jour n'a aucune importance.

11

Trois grands principes

Il existe trois grands principes, si importants que je ne pense pas qu'il soit possible de réussir à long terme un régime si on ne les a pas bien assimilés. Ils sont de nature philosophique, ils nécessitent une vigilance quotidienne et ils font appel à la réflexion et à un changement permanent de vos habitudes.

En raison de leur importance, je tiens à examiner ces principes en détail.

PRINCIPE 1

FAITES L'EFFORT DE VOUS ECARTER D'UN GOUT EXAGERE POUR LA NOURRITURE

Il est de votre intérêt de cesser d'apprécier les aliments qui vous sont néfastes. Si vous vous laissez aller à satisfaire vos sens (*tous* vos sens) par l'amour et le goût pour les aliments, vous aurez beaucoup de mal à respecter un régime. Il est impossible à une personne aimant la nourriture de la regarder, d'en entendre parler, de la sentir, de lire des ouvrages qui y sont consacrés, ou d'en parler sans succomber tôt ou tard à la tentation d'en manger.

Si vous me ressemblez, *tout* ce qui a un rapport plus ou moins lointain avec la nourriture peut déclencher cette réaction en vous. Je me souviens d'un couple qui faisait appel à mes services de conseillère matrimoniale. Chaque semaine, le mari avait de nouvelles plaintes à formuler, et il utilisait très souvent l'expression « en faire un fromage ». Il en avait assez d'entendre sa femme « faire un fromage de ses moindres agissements ». Il n'y avait pas de quoi « en faire un fromage », et ainsi de suite. Je n'ai pas besoin de vous dire à quel point il m'était difficile de me concentrer sur notre conversation en entendant ces paroles !

Le fromage, qui était auparavant très loin de mes pensées, surgissait brusquement au premier plan de mes préoccupations. J'avais beaucoup de difficultés à écouter ce que me disaient mes clients. Je me demandais sans cesse si cette séance allait encore durer longtemps, car j'avais envie d'aller au magasin le plus proche m'acheter un morceau de fromage.

Les personnes qui ont des problèmes de poids sont trop vulnérables à toutes les allusions à la nourriture pour s'y exposer plus qu'il n'est nécessaire. Le régime est une question de volonté, de paroles et d'action, et il faut lutter contre votre passion de la nourriture à ces trois niveaux. Evitez de vous exposer à des références à la nourriture, quelles qu'elles soient. N'abordez même jamais le *sujet* de la nourriture.

Plus que votre régime, c'est votre esprit qu'il faut maîtriser. Ce sont vos *pensées* au sujet des aliments qui vous poussent à manger. Heureusement, on peut contrôler les pensées. Par conséquent, je vous soumets les suggestions suivantes :

Ne lisez pas les critiques gastronomiques ni les publicités pour les restaurants dans vos journaux.

Ne lisez pas le menu des restaurants. Vous savez très bien à quoi vous avez droit. Pourquoi lire des descriptions alléchantes d'aliments qui vous sont interdits ?

Ne lisez pas de recettes. Vous pouvez même vous passer entièrement des magazines féminins pendant votre régime. Leurs photos en gros plan de plats délicieux sont destinés à vous faire saliver. Sans parler des pages de publicité pour la nourriture !

Naturellement, ce type de publicité est pire encore à la télévision. Vous avez presque l'impression que les aliments sont à votre portée. Tout cela a pour but de vous pousser à la consommation. Reconnaissez que vous ne pensiez pas à manger avant que ne surgisse cette publicité, et qu'ensuite vous avez le sentiment de ne pas pouvoir vous passer du produit en question !

Pour lutter contre ce fléau, changez de chaîne au moment des flashes publicitaires, ou encore modifiez les couleurs de votre poste afin d'obtenir une image en noir et blanc. Il est étonnant de constater à quel point les plats sont moins appétissants lorsqu'ils sont privés de leurs couleurs ! Parfois, vous aurez même du mal à comprendre de quoi il s'agit !

Plus important que tout ce qui a précédé : *Cessez de parler de nourriture.* Je ne saurais souligner suffisamment l'importance de cette recommandation.

Beaucoup de patients de la clinique du docteur Kempner consacrent tous leurs repas à des conversations relatives à la nourriture : ce qu'ils aimeraient pouvoir manger, la première chose qu'ils avaleront dès leur retour chez eux, où trouver les meilleures pâtisseries et charcuteries, quels sont leurs aliments préférés, et ainsi de suite. Comment peut-on entendre de telles louanges et de tels commentaires à l'égard de la nourriture sans avoir envie de passer immédiatement à table ? Et vous savez que le désir de manger vous pousse très souvent jusqu'à la porte du réfrigérateur. Il est beaucoup plus facile de limiter votre consommation si vous n'augmentez pas votre désir de nourriture. Il est également beaucoup plus simple d'*éviter* les tentations que de vous efforcer de les surmonter.

Il ne faut pas non plus écouter les autres parler de nourriture. Je me souviens d'une amie, qui suivait le régime Minceur avec moi, qui a parlé pendant deux semaines entières de tous les aliments qu'elle rêvait de manger, mais qui lui étaient interdits. A la fin des deux semaines, *c'est moi* qui suis allée manger ces aliments ! De plus, il s'agissait de produits que je n'aurais pas consommés en temps normal !

Naturellement, vous vous trouverez souvent en présence de personnes parlant de nourriture. Que faire ? Du calme. Essayez de changer le sujet de la conversation, et si c'est impossible, éclipsez-vous pour « aller chercher un verre d'eau ».

Certains protesteront en disant que le fait de regarder la nourriture, d'en entendre parler, ou de lire quelque chose à ce sujet ne fait pas grossir. Pourquoi renoncer à ce rapport inoffensif avec vos aliments bien-aimés ? La question n'est pas là. Il est dangereux de vous exposer continuellement à des choses qui vous font envie mais vous sont interdites. Cela ne peut qu'accroître votre frustration et affaiblir votre volonté. Le plus souvent, les pensées mènent à l'action.

Oui, je sais. Il est très difficile de renoncer complètement à des choses que l'on aime tant. C'est pourquoi il est important de cesser d'apprécier la nourriture autant que vous le faites. Si vous apprenez à l'aimer moins (et c'est possible), les restrictions vous sembleront moins douloureuses.

Si vous laissez libre cours à votre passion pour les aliments, vous avez peu de chances de rester mince à long terme. Ce n'est qu'une question de temps avant que vous ne cédiez à vos impulsions. Vous vous infligez de grandes souffrances en attisant des désirs qui ne peuvent être satisfaits. La seule manière de trouver une satisfaction *réelle* consiste à cesser de désirer l'inaccessible.

PRINCIPE 2

APPRENEZ A APPRECIER LES ALIMENTS AUXQUELS VOUS AVEZ DROIT

Le paragraphe précédent a pu vous donner la désagréable impression que vous ne pourriez plus jamais apprécier réellement les plaisirs de la table. C'est faux ! En fait, rien ne pourrait être plus faux.

Vous avez encore le droit d'aimer les aliments, d'en apprécier totalement chaque bouchée. Et même vous aurez bientôt le droit de manger sans craindre de grossir.

A condition d'apprendre à aimer les aliments auxquels vous avez droit.

Il s'agit d'une vérité simple, évidente et fondamentale. Au lieu d'attiser votre envie d'aliments interdits, pourquoi ne pas apprécier les nombreux aliments que vous pouvez consommer sans crainte ?

Vous pensez que ce sera difficile ? Pas du tout. Mais cela nécessite des efforts, de l'application et du temps, comme toutes les entreprises de notre vie.

Et songez aux bénéfices ! Vous pourrez ensuite manger de grandes quantités d'aliments qui vous plairont sans mettre en péril votre santé ni votre ligne. Il est plus facile de respecter un régime si vous appréciez chaque bouchée et si vous vous sentez heureux et rassasié après chaque repas.

Bien que j'aime toujours manger comme par le passé, ma préférence va désormais aux aliments autorisés par le régime Minceur, et non à ceux que je consommais quand j'étais obèse. Il m'arrive encore de temps à autre d'avoir envie d'aliments nocifs, mais cette tentation ne se produit pas quotidiennement. L'expérience des aliments naturels et sains est bien plus agréable, et tout ce que je mange maintenant me semble absolument délicieux.

Il m'arrive également d'avoir envie de quantités d'aliments excessives (certains défauts sont difficiles à corriger), mais il s'agit après tout de quantités excessives d'aliments *sains,* et non de produits nocifs.

Je vous entends d'ici vous désespérer en vous demandant si vous n'aurez plus jamais droit aux gâteaux, aux glaces et à tout ce que vous aimiez tant !

Je vous répondrai oui et non. Oui, vous aurez droit à ces aliments occasionnellement (car la vérité, c'est que vous céderez de temps à autre à votre envie de ces produits). Mais non, pas d'une manière régulière. Pas si vous êtes raisonnable, et si vous désirez rester mince et en bonne santé.

Nous avons perdu depuis longtemps l'habitude des aliments purs et non traités, et au fil des années, nous nous sommes habitués à des produits de plus en plus dénaturés et artificiels. Dans ces conditions, il n'est pas étonnant que la nourriture à son état naturel nous apparaisse de prime abord si fade et sans intérêt !

N'oubliez pas que vos papilles gustatives ont été altérées par les arômes artificiels et les additifs que l'on trouve dans la plupart des aliments. Lorsque vous aurez réussi à vous sevrer de ces produits synthétiques (et le régime Minceur est très efficace dans cette entreprise, si on lui en laisse le temps), je vous assure que vous finirez par *préférer* les aliments à l'état naturel. *Vous les apprécierez autant que les produits qui vous attirent aujourd'hui.*

Je peux maintenant savourer une pomme de terre nature au four avec autant de plaisir que j'éprouvais autrefois en y ajoutant du beurre ou de la crème fraîche. Et un radis nature me semble aussi délicieux que lorsqu'il était surchargé de sel et de beurre. De même, je n'ai plus envie de charlottes aux pommes. Une pomme bien croquante me convient parfaitement. Et si les aliments naturels me satisfont pleinement, ils ne me poussent cependant pas aux excès.

Notez qu'*il m'a fallu du temps pour parvenir à ce stade.*

De même vous devrez fournir des efforts permanents pendant un certain temps pour que vos goûts se transforment. Mais cela en vaut la peine : et si vous voulez être mince, vous n'avez de toute façon pas le choix.

Il est plus facile d'être heureux dans la vie si vous vous concentrez sur les joies qui vous sont autorisées, au lieu de toujours penser à des satisfactions inaccessibles. Oubliez ce qui vous est interdit ; considérez simplement ce que vous pouvez manger.

Si vous ne parvenez pas à contrôler vos envies, vous éprouverez une frustration, une irritation et une déception permanentes. Ceux qui pensent sans cesse aux privations qu'ils subissent ne peuvent jamais avoir l'esprit en paix.

Le désir d'aliments interdits vous place systématiquement en situation d'échec. Soit vous en avez envie et vous ne pouvez pas les avoir, auquel cas vous vous sentez frustré, soit vous en avez envie *et vous les mangez,* auquel cas vous vous détestez et vous restez obèse. N'est-il pas préférable d'apprendre à ne plus en avoir envie ? N'est-il pas préférable d'apprendre à aimer les aliments auxquels vous avez droit ?

Surtout, ne vous attendez pas à ce que ce changement se produise du jour au lendemain. Il s'agit d'un processus assez long, et non d'une simple décision à prendre. Mais avec le temps, et avec les sentiments de bien-être que vous apportera une nourriture saine, vous parviendrez progressivement, presque automatiquement, à ce but. Il suffit de vous engager dans cette voie avec détermination et volonté. A mesure que vous ferez comprendre à votre organisme que les aliments nocifs le rendent malade, physiquement et psychologiquement, celui-ci vous *poussera* à opter pour des aliments sains, *et avec plaisir.*

PRINCIPE 3

ADOPTEZ UN COMPORTEMENT QUI VOUS PARAIT MORALEMENT CONVENABLE

Cette suggestion peut vous surprendre dans un ouvrage consacré à un régime alimentaire, mais c'est essentiel pour ce que je considère comme la seule démarche efficace à l'égard de l'amaigrissement définitif.

L'amélioration de votre personnalité et de votre vie ne doit pas se produire sur un seul plan et concerner uniquement votre corps et votre ligne. Cela ne peut fonctionner que dans le cadre d'une entreprise plus générale, d'un engagement à vous améliorer dans tous les domaines.

Depuis quinze ans, nous sommes envahis d'ouvrages qui nous expliquent comment nous améliorer. Cela signifie généralement être mince, en bonne condition physique, dynamique, sûr de soi — bref, tous les mots clés de notre époque. Je n'ai pas vu beaucoup d'ouvrages nous conseiller d'avoir un comportement juste sur le plan *moral,* et pourtant, cet aspect de notre existence est indissociable du désir de s'améliorer dans tous les domaines.

Je ne parle pas ici de grandes entreprises humanitaires, mais plutôt de tous les petits instants qui composent nos journées. Il faut chercher à bien se comporter dans toutes nos activités (sans jamais oublier que nous sommes humains, et par conséquent faillibles).

Essayez d'adopter des habitudes de comportement qui vous donneront un sentiment d'autosatisfaction.

Par exemple, vous pensez au plus profond de vous-même qu'il n'est pas correct de salir les rues, mais cela ne vous empêche pas de jeter les mouchoirs en papier par la portière de votre voiture... Il ne s'agit pas là d'un crime très grave, mais chaque fois que vous agissez ainsi, vous entretenez un sentiment de mépris envers vous-même.

Ou encore, vous savez que vous devriez proposer votre

siège à une dame âgée dans l'autobus, mais vous avez envie de rester assis. Dans ce cas, vous détournez le regard et restez à votre place. Là non plus, ce n'est pas un crime, mais vous ne vous respecterez pas autant ensuite que si vous vous étiez levé pour proposer votre siège à la vieille dame.

Voici quelques suggestions (parmi des milliers) :

- Soyez poli. Ayez envers autrui une attitude courtoise et responsable.
- Si vous acceptez une mission, remplissez-la au mieux de vos possibilités. Ne soyez pas paresseux et faites les choses comme vous savez qu'elles doivent être faites.
- Quand vous vous sentez malheureux et quand vous avez le sentiment de souffrir de privations, pensez à ce que vous pourriez faire pour quelqu'un d'autre. Le fait d'accomplir une bonne action, par exemple en témoignant de l'affection à une personne dans le besoin, vous apportera une telle satisfaction que vous ne songerez plus à la nourriture. Comme toujours, l'amour que vous donnerez aux autres vous aidera vous-même.
- D'une manière générale, efforcez-vous d'avoir un comportement convenable et attentionné envers les autres. Cela ne pourra que vous aider à vous sentir mieux vous-même. Et si vous agissez ainsi en permanence, votre sentiment de mépris envers vous-même laissera place à un sentiment de respect. N'oubliez pas que si le fait de maigrir vous mènera au respect de vous-même, il est tout aussi vrai que le respect de vous-même vous mènera vers l'amaigrissement.

On entend beaucoup parler aujourd'hui de l'importance de l'amour-propre. En revanche, on parle très peu des principes moraux qu'il convient de mettre en pratique pour acquérir cette belle qualité. La psychologie populaire aime à imputer l'existence (ou l'absence) de notre amour-propre à nos parents. Apparemment, s'ils ne nous ont pas apporté toute l'affection dont nous avions besoin pendant notre enfance, nous sommes condamnés à connaître notre vie durant des problèmes d'amour-propre. C'est peut-être vrai, mais où aboutit cette théorie ? Soit à une psychothérapie permanente, soit à une négation de nos responsabilités par rapport à ce qui se produit dans notre existence.

Je préfère le terme de « respect de soi-même » à celui d'amour-propre, plus à la mode. Heureusement, il est relativement facile d'acquérir le respect de soi-même. Il suffit d'avoir un comportement qui nous rende fier de nous-même.

Vous remarquerez que je ne parle pas des valeurs morales et de l'éthique telles qu'elles sont ressenties par les autres. Je ne vous conseille pas d'agir d'une manière qui semble « convenable » aux autres.

Non, je parle simplement de votre propre code moral, des comportements qui vous paraissent être les meilleurs.

Nous avons tous nos principes dans ce domaine. Si nous ne respectons pas ces principes, et si nous ne vivons pas d'une manière qui nous semble foncièrement correcte, nous nous séparons du meilleur aspect de notre personnalité. Dans la mesure où nous pouvons faire coïncider nos principes et notre façon de vivre, nous éprouvons un sentiment de respect envers nous-même, avec tous les bienfaits que cela peut engendrer.

Faites de votre mieux. Adoptez un comportement que vous approuvez au plus profond de vous-même. Essayez d'être meilleur.

Au fond de votre cœur, est-ce que vous vous en voulez un peu d'arriver régulièrement en retard à votre bureau ? Ou de voler de petits objets sur votre lieu de travail ? Ou d'exagérer légèrement vos notes de frais ? Cessez de le faire. Je vous assure que cela vous permettra de vous sentir mieux dans votre peau.

Si votre comportement n'est pas tout à fait conforme à ce qu'il devrait être selon vous, vous ne pouvez pas vivre en paix avec vous-même. Vous n'avez pas la sérénité morale qui pourrait vous permettre d'être totalement satisfait.

Examinez sincèrement tout ce que vous faites et tout ce que vous ne faites pas. Il vous semblera peut-être difficile de vous comporter de manière foncièrement bonne, mais croyez-moi, c'est plus facile que d'avoir un comportement contraire à vos principes. Si vous faites du mal aux autres, vous vous faites inévitablement souffrir aussi.

J'aime ce principe tout simple qui affirme qu'il faut « traverser l'existence avec compassion et sans méchanceté ». Elle résume parfaitement ce qui me semble être le comportement le plus juste. Nous avons chaque jour des centaines de possibilités de faire valoir ces qualités. Quand vous avez le moindre doute, demandez-vous simplement ce que vous penseriez si vous étiez à la place de l'autre.

Au fond de nous-mêmes, nous avons tous envie d'être bons, d'être les meilleurs possible. Le désir d'une silhouette plus mince n'est que l'un des aspects de cette recherche. Nous savons que quand nous sommes bien dans notre peau, nous sommes également heureux. La recherche du bonheur dans la vie est souvent vaine et infructueuse. En revanche, si nous cherchons au fond de nous-mêmes et si nous répondons à notre désir d'être meilleurs jour après jour, nous trouverons le bonheur.

Ces centaines de « sentiments positifs » que vous apporte un comportement correct ne doivent pas être sous-estimés. Ils vous fournissent une impression globale de bien-être, et cela vous permet de vous percevoir comme une personne juste et bonne.

Ce bien-être intérieur peut à son tour entraîner de nombreux bienfaits sur le plan physique et l'amaigrissement en est un exemple. Ce n'est pas un hasard si l'épidémie d'obésité que nous connaissons actuellement se produit à une époque qui encourage l'égoïsme et la réussite personnelle au mépris de tout le reste.

Soyez à votre mieux dans tous les domaines que vous abordez, et vous verrez ce qui arrivera à votre poids !

12

Conseils divers

Un régime est une entreprise sérieuse, et toutes les techniques qui peuvent nous permettre de faciliter sa progression sont les bienvenues. Tous les petits conseils et les suggestions que je vous donne ici m'ont aidée à différentes périodes et je suis certaine que la plupart d'entre eux vous seront très utiles.

TACTIQUES POUR SUIVRE LE REGIME

- Pour les femmes, si vos règles sont proches, attendez qu'elles soient finies avant de commencer votre régime. Beaucoup de femmes ont des envies de sucreries avant et/ou pendant leurs règles, et vous prendrez un meilleur départ si vous vous épargnez ce stress supplémentaire.
- Sans raison apparente, notre appétit est plus important certains jours. Profitez des jours où vous n'avez pas faim pour manger légèrement. Cela vous permettra de vous sentir moins coupable si vous mangez davantage les jours où votre appétit est particulièrement aiguisé.
- Il m'arrive parfois de connaître de durs moments par rapport à la nourriture, et d'avoir beaucoup de mal à refréner mon appétit. J'ai appris à admettre qu'il m'est parfois impossible dans certaines conditions de maîtriser à la fois la qualité et la quantité de ce que je mange, et je décide de relâcher ma vigilance en ce qui concerne la *quantité.*

  Je m'autorise donc à manger un peu trop d'aliments permis par le régime, comme des fruits ou des légumes. A condition de ne rien prendre d'autre, je m'autorise à manger autant de fruits et de légumes que j'en ai envie.

Une ou deux journées de ce genre me permettent toujours de reprendre le contrôle de mon appétit, et je peux ensuite revenir sans problème à mon régime.

■ Quand je m'aperçois que mon amour pour la nourriture a tendance à se développer exagérément (si j'y pense beaucoup, si je salive à l'idée du prochain repas), je reprends la première phase du régime en consommant exclusivement du riz et des fruits pendant quelques jours. Cela me permet de perdre mon trop grand intérêt pour les aliments, tout en m'apportant des repas nourrissants et sains. Ainsi, j'utilise le riz et les fruits aussi bien pour reprendre le contrôle de mon appétit que pour faire baisser ou pour stabiliser mon poids.

Je vous conseille la phase I du régime Minceur car il n'y a aucune possibilité de tricher, aucune place pour le doute et les écarts. On prend deux fruits et un bol de riz, point final. Même si les aubergines contiennent très peu de calories, l'évaluation des portions laisse place à une décision personnelle, et il y a des moments où je me sens vulnérable et incapable de me montrer raisonnable. Le riz et les fruits me permettent de me débarrasser de ces calculs. Le pire que je puisse faire dans ce cas, c'est choisir le fruit le plus gros que je trouve dans le magasin. Mais une banane reste une banane, et j'aurais du mal à tirer plus de vingt ou trente calories supplémentaires de la plus grosse banane que je puisse trouver.

■ Il existe d'autres applications possibles pour les repas à base de riz et de fruits :

1. Envisagez une journée riz-céréales-fruits chaque semaine au-delà de la première phase du régime, surtout lorsque vous avez atteint la phase d'entretien. Si vous décidez de le faire, le meilleur jour me semble être le lundi. Le week-end est alors terminé et le lundi est généralement un jour calme.

2. Les déjeuners riz-céréales-fruits sont nourrissants et apportent très peu de calories. Ils sont particulièrement appréciables au cours du printemps et de l'été, lorsqu'on trouve beaucoup de délicieux fruits frais. De plus, ils accéléreront votre amaigrissement, quelle que soit la phase que vous suiviez actuellement.

3. Si vous pensez faire des écarts dans un proche avenir (à l'occasion d'une réception, de vacances, etc.), essayez de manger uniquement du riz et des fruits pendant les quelques jours qui précèdent. Cela réduira votre appétit et rendra les excès moins graves. De plus, vous

serez ainsi plus attiré par les légumes que par les sucreries.

- Avant les repas, demandez-vous si vous avez vraiment faim. Ensuite, mangez en fonction de votre appétit du moment. Ne disposez pas de nourriture dans votre assiette avant d'avoir répondu à cette question. Le plus souvent, nous mangeons sans réfléchir ce qui se trouve devant nous. Si vous vous dites à l'avance que vous n'avez pas très faim à cet instant précis, vous pourrez souvent choisir de manger moins. Au lieu de vous nourrir automatiquement, vous le ferez en toute conscience.

- L'idéal est de ne garder aucun aliment interdit chez vous pendant votre régime. Jetez-les ou donnez-les. Pendant les premières phases de mon régime Minceur, mon réfrigérateur n'était jamais branché !

- Conservez toujours de la sauce tomate chez vous, congelée dans de petits récipients contenant une portion individuelle. C'est délicieux sur le riz ou pour accompagner les oignons, les aubergines ou les courgettes au four. Cela constitue également une sauce merveilleuse pour le poisson, le poulet et les œufs, et une base pour confectionner d'excellents potages. Tout cela pour environ cinquante calories par portion.

- Je possède un four à micro-ondes, de manière à pouvoir manger ce que je veux quand je le veux. Je ne suis peut-être pas héroïque, mais le fait de conserver les aliments qu'il me faut à ma disposition me permet de rester mince.

- Votre manière de manger peut avoir une influence considérable sur la satisfaction que vous procurent vos repas. Autrefois, je prenais mes pommes de terre dans la main, comme des pommes, pour les manger. Malheureusement, il me fallait parfois trois ou quatre pommes de terre pour me sentir rassasiée. Maintenant, une seule pomme de terre, consommée à l'aide d'une fourchette et d'un couteau, suffit à me rassasier et à me satisfaire.

  Vous pouvez procéder à des expériences de ce genre avec divers aliments. Essayez de couper vos pommes ou vos bananes en tranches dans un petit bol, de râper vos légumes ou de les couper en lamelles, etc. Voyez ce qui fonctionne le mieux pour vous.

- On conseille toujours aux personnes qui suivent un régime de manger lentement, et j'approuve ce conseil. La raison généralement invoquée tient au fait qu'il faut vingt minutes aux nutriments pour atteindre votre sang, et vous donner ainsi un sentiment de satiété. Si vous mangez vite, vous absorbez par conséquent plus de nourriture que vous n'en avez besoin.

Par ailleurs, il n'est pas très agréable d'avoir en face de soi des personnes qui engloutissent leur nourriture le plus vite possible. Voir quelqu'un dévorer une banane en trois bouchées suffirait (presque !) à vous faire perdre votre propre appétit. Les bonnes manières à table ne peuvent pas contribuer à votre amaigrissement, mais cela augmente votre respect de vous-même, de même qu'une attitude négligée le détruit peu à peu.

- Lorsque vous pensez sans cesse à un aliment particulier et que vous êtes sur le point de céder et de le manger, la solution de dernier recours consiste à imaginer que vous êtes déjà en train de le savourer. Essayez réellement de goûter chaque bouchée imaginaire, en prenant bien conscience de la texture et du goût de l'aliment. Bien sûr, il vaut mieux écarter totalement la nourriture de votre esprit en cas de tentation, mais cela ne marche pas toujours. Parfois, le fait de vous représenter ce dont vous avez envie vous aidera à éviter de le manger réellement. Pourquoi le manger (et grossir) si vous pouvez le savourer presque aussi bien sans le mettre dans votre bouche ?

- Il pourra vous arriver de temps à autre de ressentir de légers malaises au cours du régime, en particulier pendant les journées très chaudes ou si vous changez brusquement de position. Si ces problèmes persistent, consultez votre médecin et envisagez d'ajouter temporairement un peu de sel à votre alimentation. A la clinique du docteur Kempner, nous avons recours à un demi-litre de jus de tomate ou à une tranche de pain ordinaire pour surmonter ces tracas assez rares.

VOS ACTIVITES

- Occupez-vous de vous-même, le bien-être est essentiel. Pendant votre régime, essayez d'être aussi indulgent que possible envers vous-même. Investissez autant de temps et d'argent que vous le pouvez pour votre bien-être. Comme vous ne pouvez pas vous récompenser avec de la nourriture choisissez d'autres moyens. Allez chez le masseur, l'esthéticienne, la manucure, etc. Si cela peut vous aider à vous sentir bien pendant votre régime et donc à maigrir, le prix n'est pas excessif. Si vous êtes restreint par vos moyens financiers, contentez-vous de plaisirs moindres, mais je parie que ces petits traitements de luxe vous reviendront moins cher que ce que vous coûtaient autrefois vos goûts immodérés pour la nourriture !

- Restez actif et occupez-vous. Consacrez-vous à des activités qui vous apportent paix et satisfaction. Ne vous obligez pas à souffrir en faisant plus de culture physique qu'il n'en faut, si cela ne vous plaît pas. Si vous préférez rester chez vous à regarder la télévision, faites-le. L'essentiel est de consacrer le plus de temps possible aux activités qui vous plaisent et le moins de temps possible à celles qui ne vous plaisent pas.

- Eliminez autant que possible le stress de votre existence. Il est difficile de suivre un régime, et personne n'est capable de faire face à un grand nombre de difficultés à la fois. Quelques suggestions : ralentissez votre rythme de vie, cessez de courir. Vous croyez peut-être que la précipitation vous permet d'accomplir davantage de choses, mais si le stress affecte votre tranquillité d'esprit, il affectera également tôt ou tard la réussite de votre régime. Evitez les situations qui pourraient vous donner envie du réconfort que vous apporte la nourriture.

- Les périodes de transition peuvent être difficiles ; ce sont les moments où vous passez d'une activité à une autre (par exemple, quand vous rentrez chez vous après une journée de travail, ou quand vous terminez votre dîner). Quand le temps vous paraît long, vous avez tendance à vous ennuyer et vos pensées reviennent vers la nourriture. Il est important d'être prêt à affronter ces instants. Si vous aimez lire, ayez toujours un bon roman sous la main. Essayez de faire coïncider l'heure de votre retour chez vous avec celle d'une émission de télévision que vous appréciez. Veillez à avoir plusieurs solutions de recours pour faire face aux moments de stress.

- La prochaine fois que vous irez à la bibliothèque, cherchez les ouvrages consacrés à la diététique. Certains livres excellents ont été publiés ces dernières années, et vous pourrez en tirer des conseils et des petits « trucs » très utiles.

- Voyez la vie en rose, ne manquez pas les occasions de vous réjouir. Si vous ne remarquez pas les nombreuses sources de satisfaction présentes dans votre vie, comment pourrez-vous en profiter ? Je vous suggère donc, au moins une fois par jour, de prendre le temps de compter les bonheurs de votre vie. Il est important d'être conscient de toutes les bonnes choses qui vous entourent. Les personnes qui ont des problèmes de poids ont souvent tendance à songer uniquement à leurs soucis, en oubliant tout le reste, et il s'agit là d'une bien triste manière de traverser l'existence.

- Si vous êtes croyants, priez Dieu chaque jour pour connaître une bonne journée de régime, et remerciez-Le chaque soir de vous avoir aidé à réussir. Priez chaque fois que vous éprouvez l'envie de faire des excès. Priez pour que la nourriture devienne à vos yeux un sujet sans intérêt. Avant chaque repas, je dis une courte prière par laquelle je remercie le Seigneur pour les aliments délicieux et sains qui se trouvent devant moi, et je Lui demande de m'aider à me contenter de ce dont mon organisme a besoin et à cesser de manger quand ces besoins sont satisfaits.

- Avant même d'être prêt à renouveler votre garde-robe, allez dans les magasins pour voir ce qui vous est proposé et essayez quelques vêtements. Essayez des tenues auxquelles vous n'êtes pas habitué, même si vous êtes certain qu'elles ne correspondent pas à votre style habituel. Soyez ouvert à toutes les possibilités. Vous allez découvrir un nouvel aspect de votre personnalité !

- Vous serez peut-être tenté de porter vos anciens vêtements longtemps après qu'ils sont devenus trop amples. Vous vous dites peut-être qu'à la vitesse où vous maigrissez il est inutile d'acheter de nouveaux vêtements qui ne vous iront plus dans quelques semaines. C'est un sentiment compréhensible. Cependant, je vous conseille de réserver chaque mois un petit budget pour votre habillement. Pendant votre régime, il vaut mieux avoir une apparence physique aussi séduisante que possible, et les vêtements trop larges ne vous y aideront pas. Personnellement, je me réservais environ 400 F par mois et c'était suffisant pour mes besoins. Cela m'apportait la satisfaction d'acheter des vêtements une taille au-dessous et de posséder de nouvelles tenues. (Au fait, je ne crois en aucun cas qu'il faille conserver vos anciens vêtements « pour le cas où... ».)

- Consultez un spécialiste qui pourra vous dire quel style et quelle couleur de vêtements s'adaptent le mieux à votre teint. C'est amusant, cela vous aidera à préparer votre garde-robe, et vous encouragera à maigrir.

- Une suggestion pour les personnes qui ont l'esprit d'entreprise : dans la région de Durham, certaines femmes préparent et livrent les repas aux personnes qui suivent un régime. Si vous avez parmi vos voisins et amis beaucoup de gens au régime, vous pourrez faire de même et gagner ainsi un peu d'argent tout en leur rendant service.

VOS RAPPORTS AVEC AUTRUI

- Trouvez un médecin avec qui vous vous sentez à l'aise et en confiance, qui se montre encourageant et compréhensif, quelqu'un que vous aimerez aller voir pour lui faire part de votre progression. L'idéal est de travailler conjointement avec le médecin pour atteindre votre objectif.

- Je pense qu'il est temps que les obèses sortent de leur ghetto. Aujourd'hui, même les anciens obèses refusent d'évoquer leurs problèmes passés, comme s'il s'agissait d'un crime honteux enterré dans leur existence antérieure. En fait, si vous avez été obèse et si vous avez vaincu ce problème, c'est une grande réussite. Sans faire une obsession de cette question de poids, apprenez à en parler avec vos proches. Faites partager vos pensées à vos amis et à votre famille, parlez-leur de vos préoccupations et de vos projets. Ne vous attendez pas à ce qu'ils prennent la responsabilité de votre comportement, et ne leur demandez pas de devenir vos protecteurs, mais faites-leur partager vos ambitions et vos espoirs.

- Y a-t-il chez vous une personne qui cherche à vous aider en cachant les aliments qui vous sont interdits ? J'ai connu des épouses qui dissimulaient les aliments — et des maris qui les trouvaient invariablement — chaque jour et ce pendant trente ans ! Il s'agit là de petits jeux malsains qui ne servent à rien. S'il doit y avoir chez vous des aliments interdits (et j'en doute), je vous conseille de les enfermer à clé dans un placard dont tous les membres de la famille, sauf celui qui est au régime, possèdent la clé. Cette solution ne me plaît pas beaucoup, mais au moins, il s'agit d'une démarche honnête et franche.

- N'écoutez pas les autres parler de régime. Il va sans dire que vous ne devez jamais prendre de conseils de gens qui ne parviennent pas eux-mêmes à contrôler leur poids. Chacun croit savoir ce que les autres devraient faire pour maigrir, et généralement, les gens sont trop heureux de pouvoir vous donner des conseils. Remerciez-les, mais ne les écoutez pas. Dans ce domaine, même les spécialistes ont des incertitudes. A moins que la personne qui vous parle ait elle-même réussi un régime, mieux vaut ne pas tenir compte de ses paroles, même si ses intentions sont louables.

■ Essayez de suivre ce régime avec un (ou une) ami(e), et profitez-en pour vous aider mutuellement. Cependant, il ne faut pas calquer votre alimentation sur celle de l'autre personne. Autrement dit, vous pouvez choisir ensemble d'entreprendre le régime Minceur, mais il n'est pas recommandé de ne manger que du pamplemousse pendant une journée simplement parce que votre ami(e) fait de même. Vous devez rester libre chacun de votre côté de manger ce qui vous plaît, ce qui vous rendra personnellement heureux et satisfait. De cette manière, vous ne pourrez pas non plus vous réfugier derrière l'excuse selon laquelle votre ami(e) ayant interrompu son régime, vous devez en faire autant.

■ Passez le plus de temps possible avec des gens dont vous appréciez la compagnie et qui vous mettent à l'aise. Evitez autant que vous le pouvez les personnes que vous n'aimez pas.

■ Je pense personnellement que mon régime tout comme ma vie sont beaucoup plus agréables lorsque mon apparence physique est la meilleure possible. Lorsque je suis séduisante, je m'intéresse moins à la nourriture, notamment parce que d'autres événements très passionnants se multiplient alors dans ma vie. Mes rapports avec les autres sont différents, et leur attitude est également différente. Lorsque vous êtes séduisant, vous vous sentez bien, et votre comportement est plus attirant.

Vos ambitions

■ « MOI D'ABORD, PAS **SEULEMENT,** MAIS EN PREMIER LIEU. » Votre principal objectif doit être l'amaigrissement. Et pour obtenir des résultats, vous devez donner la priorité à votre régime et à vos besoins. Ce n'est pas un point de vue égoïste si vous tenez compte de l'ensemble de cette phrase. N'oubliez pas que *tout le monde* autour de vous bénéficiera de cette amélioration de votre silhouette et de votre bien-être.

■ Maîtrisez vos émotions et vos sentiments. Quelques exemples :

Choisissez soigneusement les problèmes au sujet desquels vous vous mettrez en colère. Si l'un de ces soucis n'a que peu d'importance, n'y pensez plus. Vous aurez peut-être ainsi l'impression de ne pas corriger quelqu'un qui le mériterait, mais regardez les choses en face : la personne qui serait la plus bouleversée et la plus perturbée par votre colère serait *vous-même.*

Inquiétez-vous à propos de choses qui en valent la peine. Si un événement actuel de votre existence vous semble vraiment alarmant *à cet instant précis,* laissez-vous aller. Souvent, la plupart de nos sujets d'inquiétude se situent dans le passé ou dans l'avenir. Ne pensez pas aux problèmes qui surgiront plus tard : essayez de vivre *au jour le jour* (c'est la seule chose qui soit une certitude dans la vie).

- Evitez de vous poser des questions commençant par « pourquoi » :

  « Pourquoi ai-je mangé cette deuxième pomme de terre ? »

  « Pourquoi ne puis-je pas respecter ce régime ? »

  « Pourquoi ai-je tendance à me détruire moi-même ? »

  Vous ne pourrez *jamais répondre* à ces questions, par conséquent, mieux vaut économiser votre temps et votre énergie. Même si vous parveniez à trouver une réponse, vous ne seriez jamais certain d'avoir raison. Il ne s'agit là que de futilités.

- Regardez-vous souvent et longuement dans des miroirs. Evitez de vous juger et regardez votre corps de manière positive. Oubliez les cuisses trop grosses ou le ventre protubérant : que voyez-vous de *bon* dans votre physique ? Je ne parle pas ici des différentes parties de votre corps, mais plutôt de la santé et de la motricité de vos membres. Faites le compte de tous ces points positifs et apprenez à les apprécier. Examinez votre corps sans arrière-pensée. Acceptez vos imperfections et vos défauts.

  Un jour, à Durham, j'ai entendu deux femmes parler d'une autre patiente qui avait perdu plus de cent kilos et avait presque atteint son poids idéal. L'une des deux femmes expliquait à l'autre que malgré tout, cette patiente avait toujours des hanches larges. Comme si cela diminuait la valeur de sa réussite ! Comme si cela ne valait pas la peine de maigrir puisque son corps restait imparfait.

  Cet incident m'a rappelé une étude récente sur le pourcentage de femmes qui n'aiment pas leurs seins, leurs hanches, leurs cuisses, etc. Les femmes, plus que les hommes, divisent souvent leur corps en plusieurs parties et les examinent d'un œil critique. Quelle femme peut se regarder dans un miroir sans concentrer son attention sur les endroits précis qu'elle souhaiterait améliorer ?

Je pense qu'il faut faire la paix avec son corps car si l'on déteste son physique, on se déteste tout simplement soi-même. Vous protesterez sans doute que vous n'êtes pas qu'un corps. Mais soyons franc, si votre corps part en voyage, vous partez aussi, et si votre corps a chaud, vous ressentez une impression de chaleur, n'est-ce pas ?

Faites de votre mieux pour améliorer votre silhouette, puis ignorez les critiques et appréciez pleinement la vie avec le corps que vous avez. Il n'a pas besoin d'être parfait, vous non plus d'ailleurs. Je vous conseille, cependant, de vous efforcer de vous améliorer autant que possible.

■ L'amaigrissement doit faire partie d'un effort général à votre propre égard. Veillez toujours à boucler votre ceinture de sécurité, prenez vos vitamines, ne vous exposez pas à des risques inutiles, etc.

Votre confort

■ Rendez votre cadre de vie aussi paisible que possible. Tenez votre logement en ordre, et décorez-le de manière chaleureuse et accueillante. Vous y passerez beaucoup de temps, et il est important de vous sentir bien dans votre environnement.

Ecoutez de la musique qui vous plaît et qui vous calme. Fuyez les rythmes brutaux et monotones pendant votre régime. Evitez les encombrements de la circulation et les endroits bruyants. Conduisez plus lentement. Décrochez votre téléphone quand vous ne vous sentez pas d'humeur à écouter les plaintes des autres.

Il s'agit là de petits détails faciles à réaliser, et qui contribueront à votre bien-être général.

■ Le froid semble affecter de nombreuses personnes, dont je fais d'ailleurs partie. Maintenez votre maison ou votre appartement à la température qui vous convient le mieux. Essayez de ne pas vous exposer gratuitement à des sensations physiques désagréables, même de nature mineure : évitez par exemple de porter des chaussures qui vous blessent les pieds.

■ Les obèses ont parfois tendance à ne pas prendre assez soin d'eux-mêmes. Veillez à satisfaire tous vos besoins physiques. Si vous êtes fatigué, reposez-vous. Si vous avez une migraine, ne supportez pas la douleur, prenez un cachet d'aspirine.

13

Les écarts : avant, pendant et après

Dans tous les livres consacrés à des régimes alimentaires que j'ai lus (ce qui représente pratiquement tous les livres imprimés sur ce sujet !), les écarts restent le sujet le plus insuffisamment traité. Cela vient peut-être de ce que ces livres sont généralement écrits par des médecins, et non par des personnes qui ont suivi un régime ; ce domaine n'est presque jamais abordé, bien qu'il soit naturellement de toute première importance.

Cela sous-entend que les écarts ne devraient jamais se produire, qu'il faudrait suivre un régime tout entier sans faillir, sans s'interrompre, jusqu'à l'objectif final. Ce qui a tendance à renforcer le vieux principe selon lequel le moindre écart suffit à condamner la réussite d'un régime. Tout ce qui n'est pas *parfait* se transforme alors en échec, et c'est une bonne raison de « jeter l'éponge ». Cette attitude du « tout ou rien » est très répandue dans les régimes alimentaires. Mais ce perfectionnisme, loin de vous assurer la victoire, est plutôt la garantie d'un échec.

Parlons franchement. La nourriture n'a-t-elle pas *toujours* été un problème pour vous ? Ne vous crée-t-elle pas de multiples soucis depuis de nombreuses années ? Comment envisager que tout à coup, simplement parce que vous décidez de suivre un régime, tous ces problèmes disparaissent comme par magie ?

Malheureusement, votre désir de manger ne s'évanouira pas — ni maintenant, ni jamais. Vos batailles contre la nourriture sont destinées à durer toute votre vie. Mieux vaut donc apprendre à y faire face convenablement.

Comprenez que personne ne peut suivre un régime à cent pour cent sans connaître des moments de faiblesse. Les écarts occasionnels sont inévitables. Mais le mieux, c'est que vous pouvez les apprécier !

Pour les véritables amoureux de la nourriture, comme vous et moi, il est très difficile de ne pas succomber de temps à autre, malgré tous nos efforts, malgré notre désir de perdre du poids.

Et qu'y a-t-il de si terrible à cela ? En fait, un écart peut devenir une véritable fête. Cela n'a rien à voir avec le fait de devenir minces ou pas. Nous pouvons ressentir des fringales, apprendre à les satisfaire, et maigrir quand même.

Je vous affirme qu'il m'arrive régulièrement de faire des écarts, et je sais maintenant qu'il en sera toujours ainsi. Il est rare que je laisse passer deux semaines sans commettre un petit excès. Mais je reviens toujours au régime, et tout s'arrange.

Seules les personnes qui n'ont que peu de poids à perdre peuvent entreprendre un régime en espérant ne jamais faire d'écart. En effet, leur régime ne sera pas assez long pour qu'elles se trouvent face à l'inévitable ! Ceux d'entre nous qui doivent suivre un régime plus prolongé peuvent être certains que leurs efforts seront ponctués de petites défaillances.

DE L'ARROGANCE A LA SAGESSE

Comme la plupart des nouveaux arrivants à Durham, je suis entrée à la clinique sûre de moi-même et de ma réussite. J'ai été surprise de découvrir qu'un grand nombre de patients trichaient véritablement avec le régime. Je ne le comprenais pas, et j'étais déterminée à ne jamais suivre leur exemple. Pas moi ! Pas Judy Moscovitz ! J'allais atteindre mon objectif sans faiblir, sans jamais m'arrêter en chemin.

Cet agréable fantasme n'a duré en tout et pour tout que deux semaines, après quoi je me suis retrouvée attablée dans un restaurant. La réalité, et elle n'a pas changé depuis, c'est que je serai toujours capable de faire des folies pour de la nourriture. Aujourd'hui, je suis mince et je contrôle bien mon poids, mais il ne s'écoule pas un mois sans que je commette au moins deux écarts importants à mon régime.

Par exemple, un soir il y a quelques mois, j'ai eu le sentiment qu'il me fallait absolument manger une glace. Il était 2 heures du matin, mais je suis allée dans une épicerie ouverte toute la nuit et j'ai acheté un demi-litre de glace. Puis je me suis installée dans ma voiture, et j'ai commencé à manger ma glace à l'aide... *d'une clé !* Je n'ai même pas réussi à attendre d'être chez moi pour manger normalement. Après tout, j'habitais à quatre minutes de là. Comment attendre si longtemps ?

Vous voyez donc que je ne suis pas en mesure de

vous indiquer comment éviter totalement les écarts. Je crois en fait que c'est impossible, et je ne cherche même plus à le faire. J'accepte les écarts occasionnels, et je les *apprécie.* Je sais qu'ils sont inévitables, et qu'ils ne m'empêchent pas de garder ma ligne. Avec la meilleure volonté du monde, il reste impossible de prendre de telles décisions.

Lors de ma dernière année à Durham, j'ai organisé une série d'ateliers pour les autres patients de la clinique du docteur Kempner. Il s'agissait généralement de débats lors desquels les patients étaient invités à me poser toutes les questions qui les préoccupaient.

Par la suite, j'ai demandé aux médecins ce que les patients leur avaient dit au sujet de ces débats. Les seules plaintes qu'ils avaient entendues émanaient de personnes furieuses de m'avoir entendue dire qu'elles allaient probablement tricher. C'était presque comme si je leur avais jeté un sort, les condamnant à l'échec. Elles préféraient de beaucoup croire qu'elles pouvaient désormais contrôler leur appétit, qu'ayant « décidé » de suivre un régime, tous leurs problèmes avec la nourriture se trouvaient résolus.

Je suis vraiment désolée, mais à mon avis, il ne s'agit là que de rêves futiles. Je comprends que vous souhaiteriez qu'ils se réalisent, mais il est important de ne pas confondre les objectifs sérieux et les ambitions illusoires.

Ne croyez surtout pas que je vous conseille de tricher. Je vous affirme simplement qu'il est *inévitable* que cela vous arrive, tôt ou tard. Ce qui ne signifie en aucun cas que vous ne devez pas l'éviter quand vous le pouvez.

AVANT DE MORDRE LA PREMIERE BOUCHEE...

Dans notre société, le désir de manger a souvent très peu de rapport avec la faim. Je peux très facilement me sentir rassasiée par le repas que je viens de faire, et me demander dans la seconde qui suit ce que je pourrais manger d'autre. Le désir de manger, simplement par plaisir ou pour passer le temps, peut être très puissant, parfois même trop.

Il n'est pas très difficile de suivre un régime — du moins dans la journée. Une journée type de régime se déroule dans l'ensemble très bien. Il nous est facile de nous passer de petit déjeuner et de prendre un déjeuner léger. Mais lorsque arrive le soir, la plupart d'entre nous connaissent le moment le plus difficile, et les fringales commencent. Nous pensons de plus en plus à la nourriture. Ces pensées se concrétiseront-elles par des actions, ou parviendrons-nous à résister à cette envie ?

Le problème, c'est que quelle que soit notre volonté de maigrir, à cet instant précis, c'est le désir de manger qui est le plus fort en nous. En fait, nous n'avons pas seulement envie de manger, nous avons le sentiment d'en avoir *besoin.* Ce besoin est plus fort que tout. A cet instant, nous ne *voulons* plus penser au régime, nous ne *voulons* plus résister. Nous avons seulement une envie dévorante du soulagement que nous apportera la nourriture.

En raison de ces sentiments violents et contradictoires, ce moment de la journée génère un stress profond. Nous voulons manger... mais nous ne voulons pas céder. Nous nous sentons énervés... mais exaltés aussi. Dans cet état d'esprit instable, tous les efforts pour nous contrôler nous font souffrir. L'important est de savoir que nous pouvons surmonter ce malaise et vaincre notre besoin de nourriture.

En réalité, les fringales se dissipent très rapidement. Elles peuvent disparaître en quelques minutes, comme elles sont apparues. Parfois, le simple fait de les chasser de notre esprit pendant un court instant suffit pour surmonter le problème.

N'oubliez jamais que votre problème sera de courte durée. Vous ne connaîtrez que quelques minutes difficiles pendant la journée. Il suffira de traverser ces moments délicats (et je reconnais que c'est parfois désagréable).

Je vous conseille de penser en termes très brefs. Essayez de repousser votre envie pendant une ou deux minutes. Cela donnera à votre esprit le temps de prendre le dessus sur la fringale. Il faut faire des efforts pour éloigner vos pensées de la nourriture. Si vous continuez à y songer, vous finirez par céder.

Trop souvent, notre organisme agit de façon automatique. Il nous vient une pensée, et nous la suivons immédiatement. Ainsi, chaque idée fugitive qui surgit peut diriger notre esprit pendant quelques secondes dans telle ou telle direction.

Cependant, nous avons fait certains choix, et il faut lutter contre cette tendance à l'action automatique. Notre esprit nous fait savoir que nous avons envie de manger, mais notre bras n'est pas obligé de se tendre vers la nourriture.

Pour cela, il faut détourner notre attention de la nourriture, et l'orienter sur les multiples choses intéressantes que nous offre la vie. Cela nécessite beaucoup d'efforts, mais vous *pouvez* réussir à limiter vos écarts en consacrant alors votre énergie à d'autres domaines.

La substitution

Choisissez un moment où vous vous sentez bien dans votre peau pour vous asseoir et dresser une liste de tout ce que vous aimez faire. Vous pouvez retenir des activités d'une durée prolongée (comme le shopping ou le cinéma), et d'autres qui ne durent que quelques minutes (regarder un coucher de soleil, ou caresser votre chien).

Vos choix peuvent se porter sur des activités créatrices, comme le bricolage ou la menuiserie, ou sur des activités plus passives, consistant à regarder la télévision ou à assister à un match de football. Certaines peuvent être de nature sociale et impliquer la présence d'autres personnes. D'autres activités peuvent nécessiter une complète solitude.

Consultez cette liste dès que vous ressentez un début de fringale, puis *obligez-vous* à choisir une activité et consacrez-vous à cette entreprise avant de céder à l'envie de manger. Ne jouez pas les héros en choisissant une activité très longue. *N'importe quoi* pourra vous permettre de reprendre le dessus sur votre fringale.

Affichez une copie de cette liste sur la porte de votre réfrigérateur. Si vous êtes parvenu jusque-là dans votre cuisine, cela pourra constituer votre dernier rempart contre un raid vengeur sur la nourriture.

Gardez un exemplaire de la liste dans chaque pièce chez vous de manière que, dans l'idéal, vous n'ayez pas à entrer dans la cuisine.

Enfin, conservez un dernier exemplaire dans votre sac à main ou votre attaché-case, pour le cas où une fringale surgirait lorsque vous n'êtes pas chez vous.

Selon le moment, vous serez attiré par des activités différentes. L'important est de toujours vous tourner vers des solutions qui *vous plaisent.*

Les diététiciens conseillent souvent de sortir faire de la marche ou quelque autre forme d'exercice en cas de fringale. Cependant, à moins que la marche fasse partie de vos activités favorites, il est peu probable que vous soyez réellement satisfait par cette substitution.

Ne choisissez pas une activité sous prétexte « qu'elle vous fera du bien ». L'important, l'essentiel même, est de trouver une occupation qui vous *séduit.* Il serait de toute évidence inutile de remplacer une activité qui vous passionne (manger) par quelque chose que vous détestez. Pour que la substitution soit efficace, il faut trouver une activité qui vous attire (presque) autant.

Voici l'exemple d'une liste d'activités que j'ai dressée pour moi-même. Vous y trouverez peut-être certaines suggestions intéressantes pour votre propre liste.

Prendre un bain, et de préférence un bain moussant et parfumé.

Faire des achats.

Regarder la télévision.

Rendre visite à des amis, ou les inviter (pas de rafraîchissements !).

Faire des mots croisés.

Faire un puzzle.

Jouer aux cartes, seule ou avec une amie.

Lire dans la section magazines de la bibliothèque. (C'est également un bon endroit pour faire de nouvelles connaissances !)

Assister à une vente aux enchères, ou aller au marché aux puces.

Arroser les plantes.

Fredonner une chanson, de préférence une chanson d'amour. (Les sentiments qu'éveillent ces chansons vous aideront souvent à rester sur la bonne voie.)

Lire des magazines de mode. (Voir l'avenir qui vous est réservé !)

Effectuer un massage énergique du cuir chevelu.

Sauter à la corde ou faire des étirements.

Aller au cinéma ou assister à une rencontre sportive.

Ecouter la radio ou des disques.

Jouer avec un animal. (Les chiens et les chats sont des compagnons merveilleux pour vous relaxer. Non seulement ils occupent votre attention, mais ils éveillent également vos sentiments.)

Regarder la foule dans un centre commercial ou à la terrasse d'un café. (Boire un Perrier !)

Téléphoner à une amie.

Ecrire une lettre.

Aller au gymnase ou au sauna, ou se détendre dans un « jacuzzi ». Très agréable et merveilleux pour la décontraction !

Jouer au flipper ou à des jeux vidéo.

En réalité, faire *n'importe quoi,* absolument n'importe quoi. Il s'agit de détourner votre attention de la nourriture. Pensez aux choses qui vous plaisent, puis utilisez-les pour gagner du temps en cas de fringale.

Faites une liste aussi longue et aussi complète que possible. Si vos activités nécessitent certains accessoires, comme un jeu de cartes ou un livre de mots croisés, arrangez-vous pour les avoir toujours sous la main. Vous constaterez que ces activités amoindriront votre envie de manger. En fait, il s'agit de trouver d'autres sources de satisfaction que la nourriture.

Autres conseils anti-fringales

Les substitutions et la patience sont à mon avis les solutions les plus efficaces contre les fringales, mais il existe d'autres techniques que j'ai utilisées avec succès. Voici quelques exemples qui vous seront peut-être utiles :

- Parlez-vous. Dites-vous les choses que vous savez au plus profond de vous-même, par exemple que seules les premières bouchées vous sembleraient vraiment agréables, que lorsque vous mangez très vite sous l'effet d'une fringale vous avez à peine le temps de goûter les aliments, ou que vous savez déjà que vous regretteriez votre écart. Puis pensez sérieusement à ce que vous ressentiriez le lendemain matin. Vous pouvez également vous dire que si vous mangez ce soir, avec l'intention de reprendre votre régime demain, ce ne sera pas plus facile pour vous. Répétez-vous qu'il y aura toujours des moments délicats, mais que si vous n'êtes pas capable de les surmonter tôt ou tard, vous resterez toujours obèse. Il est même utile dans certains cas de vous parler devant un miroir.
- Dormez. La plupart des fringales apparaissent après le dîner. Par conséquent, vous pouvez les oublier en allant tout simplement vous coucher. Autrefois, j'étais fière de n'avoir besoin que de très peu d'heures de sommeil. Jusqu'à ce que je comprenne que « vivoter » et « vivre dans la joie » sont deux choses bien différentes. Maintenant, je suis les conseils du docteur Kempner et j'essaie de dormir au moins huit heures par nuit. Ainsi, je me sens très reposée et j'évite les heures les plus difficiles pour les personnes qui suivent un régime. Dans ce cas, il n'est pas dramatique de manquer votre émission télévisée préférée.
- Quand je me sens fragile et sur le point de céder à une

fringale, il est souvent très utile de demander l'aide d'une amie. Généralement, le simple fait d'appeler quelqu'un à mon secours m'évite de manger. En *disant* seulement à une autre personne que j'ai des ennuis, je me soulage de la pression intérieure qui me poussait vers le réfrigérateur. Il est toujours réconfortant de savoir que quelqu'un est prêt à nous écouter.

- Dans le même ordre d'idée, il peut être utile de vous inscrire à un groupe d'anciens obèses — s'il en existe dans votre ville — qui organisent des réunions. Il est rare que ces conversations ne vous apportent pas de précieux conseils. Ces organisations ne préconisent pas de régime alimentaire particulier, l'adhésion y est généralement gratuite, et elles sont donc parfaitement compatibles avec le régime Minceur.

- J'ai constaté que la lecture d'ouvrages positifs est souvent utile. Je veux parler des bons ouvrages consacrés à la diététique, d'œuvres de caractère religieux ou philosophique, ou même des brochures publiées par les organisations d'anciens obèses. Très souvent, cette lecture fournit une idée, une phrase, qui jette la lumière sur tel ou tel problème et vous aide à le surmonter.

- Dans un domaine similaire, on peut évoquer la méditation et la prière. Pas pour vous, direz-vous ? Eh bien, vous avez peut-être raison. Cependant, j'ai du mal à comprendre comment les gens peuvent essayer toutes sortes de pilules et de piqûres, et même la chirurgie, et rejeter obstinément les ressources spirituelles pour vaincre leurs problèmes de poids. La prière et la méditation apportent la paix, la tranquillité, et une bonne occasion de regarder en vous-même. J'ai trouvé une aide précieuse dans ces deux solutions.

QUE FAIRE SOUS L'EMPRISE D'UNE FRINGALE ?

Si on admet que les écarts sont inévitables, examinons-les maintenant plus en détail.

Un écart correspond à une crise d'alimentation incontrôlée. Lorsqu'il a commencé, il est pratiquement impossible de l'arrêter. A cet instant, plus rien au monde n'a d'importance à vos yeux, excepté la nourriture. L'adrénaline déborde dans vos veines, et Dieu préserve quiconque oserait se mettre devant le réfrigérateur ! Quant aux substitutions et aux moyens d'attendre... qu'ils aillent au diable : vous voulez *manger !*

Au début de mon régime, mes fringales pouvaient me pousser à consommer n'importe quoi. Pour éviter d'attendre (ce qui m'était absolument *impossible),* je mangeais des aliments que je sortais du congélateur sans les laisser dégeler, ou je me brûlais la langue en me jetant sur des plats très chauds qui sortaient du four. Je mangeais même des aliments que je détestais, ou qui étaient moisis.

Je considère ce genre d'excès comme une descente aux enfers. Je me sentais toujours prise de panique et surexcitée, terrifiée et incapable de me maîtriser. Parfois, la nourriture m'apaisait, et je sombrais alors dans l'excès inverse : j'étais amorphe et sans réaction.

En fait, le plus attristant, c'est qu'au cours de mes sept années d'obésité prononcée je n'ai pratiquement jamais apprécié les aliments que je mangeais. Mes repas étaient toujours teintés de remords ou de panique, et je m'en voulais énormément en quittant la table.

Même si vous ne pouvez pas éliminer votre désir de manger, vous pouvez désormais apprendre à contrôler l'étendue des dégâts que vous provoquez. Vous pouvez modifier la quantité, la fréquence, le moment et la qualité de vos écarts alimentaires. Le fait de commettre un écart peut vous donner l'impression que vous avez perdu une bataille mais à l'intérieur de cette bataille se disputent de petites escarmouches que vous pouvez remporter. Avec le temps, l'amélioration de vos habitudes alimentaires vous permettra de mieux contrôler votre appétit.

Comme j'ai du mal, une fois que je commence à manger, à limiter la quantité d'aliments que je consomme, j'ai constaté qu'il m'était plus facile d'en modifier la qualité. Si je dois manger beaucoup, autant opter pour des aliments qui ne me feront pas trop de mal. Il est nettement préférable de faire des excès d'aliments sains plutôt que d'avaler des sucreries à la chaîne.

Je vous conseille donc de tricher exclusivement avec des aliments autorisés par le régime Minceur. Vous serez étonné par la quantité de ces aliments que vous pourrez consommer pour un gain de poids minime.

Je peux vous donner quelques exemples : un soir, j'ai mangé une pastèque entière et quatorze nectarines — en plus de mes repas de la journée, naturellement ! — et je n'ai grossi que de trois cents grammes.

Une autre fois, j'ai mangé lors d'un excès un paquet de figues sèches, un paquet de pruneaux, une part de courgette mélangée à du riz, un blanc de poulet, trois tranches de pain, deux œufs et une tasse de flocons d'avoine. Et je n'ai pris que quatre cents grammes !

Récemment, sous l'emprise d'une fringale, j'ai consommé sept pommes de terre, quatre patates douces, six œufs, une tranche de pain, deux cent cinquante grammes de champignons, et quatre tasses de fraises. Résultat ? Un gain de cinq cents grammes.

Je ne le comprends pas vraiment moi-même, mais il semble que le fait de fournir à votre corps des aliments sains, même en quantités excessives, ne coûte pas très cher en termes de poids. On se sent rassasié très vite, ces aliments sont évacués rapidement (car ils sont riches en fibres), et surtout, on éprouve beaucoup moins de remords après des excès de ce genre.

Lorsque j'engloutis d'énormes quantités d'aliments autorisés par le régime Minceur, j'ai l'impression de m'être gavée et je peux même gagner un peu de poids, mais je ne me déteste jamais autant que je le faisais quand je me jetais sur des aliments dont je savais qu'ils étaient mauvais pour moi. Au moins, je fournis à mon corps des produits sains. Et au lieu d'être malade par la suite, le plus souvent, je me sens débordante de santé ! Les écarts dans le cadre du régime Minceur restent des écarts, mais ils témoignent tout de même d'une maîtrise nettement meilleure de votre appétit.

Si je triche avec des produits autorisés, les fruits me semblent doux et délicieux. En revanche, si je triche par exemple avec du sucre, les fruits me paraissent ensuite fades et insipides. Je ne parviens plus à les apprécier ; j'ai même du mal à déceler leur goût. Mon palais a alors besoin d'être stimulé davantage pour réagir.

Et le pire, c'est qu'il est bien difficile de reprendre le régime le lendemain. Alors qu'en mangeant des aliments sains il n'est pas trop pénible de revenir dans le droit chemin. En fait, je me sens généralement repue (par ces produits si volumineux !) et je suis heureuse de revenir à une consommation plus modérée. En revanche, si j'ai pris des sucreries, j'éprouve de nouveau des fringales le lendemain. L'expérience m'a appris que si vous mangez du sucre, vous avez de plus en plus envie de sucre, et que la reprise d'un régime dans ces conditions peut entraîner des symptômes de manque très désagréables, qui peuvent se prolonger plusieurs jours.

Plus importantes encore que la minceur sont les bonnes habitudes alimentaires. Une journée de régime ne modifiera pas votre poids de manière considérable, mais elle vous permettra immédiatement de vous sentir mieux, aussi bien physiquement que psychologiquement. Si vous mangez bien, vous vous sentirez bien. Au contraire, si vous mangez mal, toute votre vie s'en ressentira. Et cela n'a que peu de rapport avec le nombre de kilos que vous indique votre balance.

Les mauvais aliments sont vos ennemis, c'est pourquoi il faut les combattre. S'il s'agit des sucreries, faites des efforts pour les éliminer progressivement de votre vie. Vous pouvez tenter d'y renoncer complètement du jour au lendemain, simplement pour voir combien de temps vous tiendrez. Une journée ? Formidable ! Maintenant, essayez de tenir deux jours ! Faites des efforts pour écarter ces aliments de plus en plus longtemps. Le fait que vous en mangiez encore n'est pas un signe de défaite. Si vous avez réussi à les éviter un peu plus longtemps que la dernière fois, c'est une victoire ! Maintenant, essayez de progresser. A ce jour, mon record est de deux mois sans sucreries. Ce n'est pas parfait, mais c'est déjà bien.

Votre objectif ne doit pas être d'éliminer totalement les écarts — pourquoi continuer à vous taper la tête contre un mur ? —, mais, au contraire, de tirer des éléments *positifs* de vos écarts. Essayez de transformer en signe de victoire ce qui semble être une défaite de votre part.

Avez-vous mangé presque tout, en laissant seulement une bouchée ? Bravo ! Pris d'un accès de folie, avez-vous absorbé 4 000 calories, mais pas les 5 000 auxquelles vous étiez habitué ? C'est très bien !

Je suis capable d'avaler un kilo de noix et de raisins secs, puis de me dire que j'ai triomphé ! C'est vrai, j'ai beaucoup mangé, mais il s'agissait d'aliments naturels et sains. Pour moi, c'est un progrès important par rapport à mes anciennes habitudes.

Désormais, mon choix s'oriente plus souvent vers les pommes de terre au four et le maïs, qui sont des solutions encore meilleures que les fruits secs et les noix. C'est vrai, les quantités que j'absorbe peuvent être impressionnantes, mais je gagne peu à peu ma bataille contre mon ancien comportement. J'apprends davantage chaque jour comment faire face à la nourriture. Je ne peux pas éliminer d'un seul coup toutes mes mauvaises habitudes, mais je peux m'améliorer dans certains domaines, petit à petit.

Pour en faire autant, continuez à faire des efforts dans le bon sens. Commencez par réduire vos écarts aux seuls aliments qui vous plaisent vraiment. Puis réduisez la quantité que vous absorbez, en essayant de limiter autant que possible votre consommation de sucre, de sel et de substances chimiques.

Ne vous inquiétez pas si vous vous stabilisez un certain

temps à un niveau précis avant de progresser. N'oubliez pas votre objectif final et essayez de l'atteindre. Faites simplement de votre mieux.

Ne prenez jamais contre vous-même des mesures qui vous semblent être de véritables tortures ; vous ne seriez pas capable de les respecter longtemps. Ne progressez que lorsque vous êtes prêt à le faire, quand cela ne vous semble plus trop difficile.

Le fait qu'il m'arrive de commettre des écarts ne me gêne aucunement. En fait, il m'est agréable de savoir que je dispose de cette ressource lorsque j'en ai vraiment besoin. Naturellement, je me sens plus en paix quand je ne mange pas trop, mais j'apprécie également, au plus profond de moi-même, l'idée que je pourrai de temps à autre consommer ces aliments que j'aime toujours.

De plus, en sachant que d'autres écarts seront inévitables, je n'éprouve pas le besoin d'avaler des quantités énormes d'aliments comme si c'était la dernière fois. La plupart des gens se disent que puisqu'ils « commencent un régime demain » et qu'ils ne pourront par conséquent « plus jamais consommer ces aliments » à l'avenir, mieux vaut en avaler le plus possible dès maintenant, avant que les portes de la prison se referment. Si vous savez que vous aurez à nouveau l'occasion de manger ces produits, cette impulsion est beaucoup moins forte.

Certaines personnes aiment prévoir leurs écarts à l'avance. Par exemple, s'ils doivent se rendre à une réception ou à un mariage, ces gens décident que, ce jour précis, ils se laisseront aller. Si vous êtes de la catégorie A, cela n'entraînera sans doute pas trop de conséquences. En revanche, je pense que cette tactique ne saurait être efficace pour les personnes des catégories B et C.

Il est évident que les personnes qui ont de sérieux problèmes de nourriture cèdent très souvent au brusque désir de manger qui s'impose à leur esprit et dépasse leur volonté. Elles ne maîtrisent pas suffisamment leur appétit pour choisir de manger le jour du mariage plutôt qu'un autre jour, sous l'effet d'une fringale. C'est la fringale qui l'emportera toujours. Dans ces conditions, si on s'autorise également à manger en d'autres occasions particulières, les journées d'excès deviennent un peu trop nombreuses.

Si j'ai le choix, je préfère réellement me laisser aller à manger lorsque j'en ai réellement envie (ce qui correspond à la fringale traditionnelle) plutôt qu'à l'occasion d'une réception ou d'un mariage, où je mange uniquement parce que la nourriture est disponible ou parce que je sais qu'elle me semblera bonne.

Cependant, cette suggestion ne s'appliquera peut-être

pas à votre cas particulier. Si vous n'éprouvez pas de fringales impérieuses auxquelles vous cédez systématiquement, vous maîtrisez suffisamment votre appétit pour choisir les jours où vous commettrez des écarts. En revanche, si vous cédez fréquemment à vos fringales, il serait plus sage de limiter vos écarts à ces seules occasions.

Et surtout, *surtout*, n'essayez pas de trouver des explications compliquées à vos écarts. Le fait que vous ayez trop mangé ne signifie en aucun cas que vous êtes poursuivi par la malchance, dans une situation désespérée, ou destiné à rester obèse. En fait, cela ne signifie rien de particulier. C'est simplement un état de fait.

J'aimerais vous expliquer comment le docteur Kempner m'a aidée à corriger mes mauvaises réactions après des écarts alimentaires. A cette époque, je suivais le régime Minceur depuis cinq mois et je n'avais pas encore ressenti de fringale vraiment destructrice. Naturellement, j'avais triché — et même souvent. Mais je n'avais jamais fait d'extravagances, en mangeant sans pouvoir m'arrêter et en me rendant malade.

Puis, un soir, sans raison particulière, je suis allée dans un centre commercial et je me suis arrêtée dans tous les « fast-food » que j'ai pu trouver. J'ai même fait deux passages dans certains d'entre eux. J'ai également visité des restaurants chinois, italiens, et d'autres nationalités pour varier les plaisirs. Je me suis littéralement gavée pendant deux heures et je me suis retrouvée au lit, saisie de nausées.

Le plus difficile ne fut pas le gain de poids que cela me causa. Ce fut plutôt le choc que prit mon amour-propre. Après cinq mois de régime sans trop de problèmes, j'en étais arrivée à me croire à l'abri de ce genre de comportement destructeur.

J'ai immédiatement cherché à interpréter ce qui s'était passé. Je me suis dit que si j'agissais de la sorte, je n'avais sans doute pas la moindre chance de réussir. A quoi bon poursuivre un régime puisqu'il semblait évident que je regagnerais tous mes kilos en commettant des écarts aussi disproportionnés ?

J'étais convaincue que cette fringale avait un sens très précis pour moi-même et pour mon avenir, et après cette interprétation, j'étais prête à sauter dans le premier avion pour rentrer chez moi dès le lendemain.

Le lendemain matin, j'allai parler au docteur Kempner, la mine abattue. Je lui appris ce que j'avais fait et je lui demandai s'il était vraiment utile de poursuivre mon régime. Et sa réponse fut :

— Ne vous découragez pas. Tout le monde fait quelque chose de stupide de temps à autre.

Cette explication était toute simple et évidente, mais elle me donna un nouvel élan. En une seconde, il avait transformé totalement mon état d'esprit. Encore une fois, j'avais suivi la démarche du « tout ou rien ». Bien sûr que tout le monde peut avoir un comportement stupide de temps à autre ! Je m'étais montrée supide — *mais rien de plus.* Cela n'avait aucune autre signification particulière, et mon écart ne présageait en aucun cas de mon avenir. Il s'agissait d'un accès de « folie » très bref, sans plus.

Par conséquent, en cas de fringale :

Mangez.

Savourez ce que vous mangez.

Oubliez-le ensuite.

PUIS CONTINUEZ VOTRE RÉGIME !

Comment interrompre une fringale ?

Il existe des moyens d'interrompre les excès alimentaires lorsqu'ils ont commencé, tout au moins de les limiter. Dans mon cas, des stratégies différentes ont été efficaces en des moments différents, c'est pourquoi je vous soumets ces solutions que vous pourrez mettre en application vous-même.

■ Quand vous mangez trop, demandez-vous régulièrement si ce que vous mangez a bon goût, et posez-vous la question de savoir si cela vous plaît vraiment. Si vous répondez négativement à l'une de ces questions, essayez de vous interrompre. Si c'est impossible, passez au moins à des aliments que vous aimez.

Je me souviens d'un jour où je mâchais quelque chose lorsque je me suis souvenue de ces questions. Je ne suis pas allée au-delà de la première, car en réalité, ce que je consommais n'avait pas un goût très séduisant. C'était un plat que j'avais confectionné avec tous les restes que j'avais pu réunir, mais dont la recette ne figurerait jamais dans un livre de cuisine qui se respecte. Après avoir admis que c'était en fait très mauvais, j'ai essayé de l'améliorer en y ajoutant du miel. Le goût était toujours désagréable, mais maintenant, le plat était simplement plus sucré, et encore plus riche en calories !

J'ai compris qu'il était inutile de s'efforcer de donner bon goût à un plat qui était tout bonnement mauvais. Et qu'il était plus inutile encore de m'obstiner à le manger, alors que je n'appréciais pas vraiment chaque bouchée.

Ayant adopté ce point de vue logique, j'ai réussi à m'arrêter. Parfois, le bon sens suffit à faire pencher la balance du bon côté.

- Dans le même ordre d'idée, essayez de prendre conscience du moment précis où vous n'avez plus envie de manger. Sachez tester votre appétit, pour ainsi dire. Si vous avez encore faim, et si vous appréciez ce que vous manger, continuez. Dans le cas contraire, arrêtez.

- Une autre tactique efficace consiste à interrompre votre écart — même très brièvement — pour faire autre chose. Dites-vous par exemple que vous allez écouter une chanson jusqu'à son terme, et qu'ensuite seulement vous vous remettrez à manger. Obligez-vous à compter jusqu'à cinquante ou à attendre un certain nombre de minutes. Choisissez toujours une attente assez brève pour que vous puissiez la supporter.

  Cette démarche vous donnera un sentiment de maîtrise de vous-même dans une situation que, par nature, vous ne contrôlez pas. Cela pourra parfois vous aider à cesser de manger. Tout au moins, vous aurez ainsi le sentiment de mieux vous maîtriser, d'avoir réussi à progresser dans la bonne voie. La prochaine fois, vous serez peut-être capable d'écouter deux chansons au lieu d'une, ou de compter jusqu'à cent au lieu de cinquante.

- Quand vous cédez à une fringale, ne faites jamais de projets concernant ce que vous allez manger ensuite. Ne mordez pas dans un aliment en pensant à son successeur qui vous attend sur la table. Concentrez-vous totalement sur ce que vous mangez, et quand vous aurez terminé, si vous voulez encore manger, choisissez alors l'aliment suivant.

  C'est vrai, cela représente une certaine attente entre les « plats », alors que vous avez l'habitude de vous jeter immédiatement sur l'aliment que vous avez désigné comme votre prochaine victime. *Mais vous pouvez le supporter.* C'est une autre manière de repousser vos propres limites.

- De même, ne commencez jamais à préparer, ni à cuisiner, ni même à faire décongeler au micro-ondes votre prochain plat tant que vous n'avez pas terminé celui que vous êtes en train de consommer. Vous pouvez bien attendre quelques minutes, oui, même en pleine « folie dévastatrice ».

- Ne négligez pas l'eau pour interrompre les excès dus à une fringale. Parfois un verre d'eau bien fraîche vous rassasiera suffisamment pour que vous ne ressentiez plus le besoin de manger.

Les écarts alimentaires vous apportent une satisfaction immédiate. En revanche, les suites en sont bien moins agréables. La plupart des écarts sont suivis de sentiments de dépression, de désespoir, et même de haine farouche contre vous-même. Vous vous sentez détestable, incapable d'être aimé, et victime de votre propre souffrance.

Ce sont des moments difficiles, très difficiles ; vous êtes obsédé par votre écart de conduite. N'oubliez pas cependant que votre objectif est de *maigrir*, et non de suivre un régime *parfait*. Il n'est pas nécessaire — en fait, il n'est pas *possible* — d'avoir une attitude irréprochable chaque jour. Il suffit de respecter le régime le plus souvent et le plus longtemps possible, car un tel régime, même « imparfait », vous mènera finalement à la minceur.

Tout ou rien = Rien

Les obèses ont tendance à raisonner en termes de tout ou rien. Ils veulent avoir un corps parfait, un régime parfait. Ils voudraient que toute leur vie soit idéale.

Malheureusement, si vous avez une philosophie du « tout ou rien », il n'y a pas de choix : vous en resterez toujours à « rien ». C'est évident, puisqu'il n'est pas possible d'avoir « tout ». Si les seules options que vous vous autorisez sont deux extrêmes, vous devrez choisir entre le régime draconien et les excès démesurés.

Il est impossible d'atteindre la perfection, dans quelque entreprise que ce soit. Pourtant, beaucoup d'obèses semblent penser qu'ils ne devraient jamais commettre de faute. Pourquoi exiger l'infaillibilité de votre part alors qu'il s'agit là d'un rêve inaccessible ? Le régime parfait n'existe pas, et les écarts que vous commettrez pourront vous apporter des enseignements précieux si vous savez les utiliser.

Les bonnes journées de régime, comme les journées d'excès, constituent des étapes sur la route vers la minceur et les personnes qui réussissent sont celles qui savent faire face à des écarts occasionnels. Il vous faut accepter ce fait d'emblée, de manière à ne pas vous sentir anéanti quand vous mangerez plus que de raison.

Apprenez à vous montrer raisonnable dans votre comportement comme dans vos ambitions. Ne soyez pas trop critique ni trop intolérant envers vous-même. Après tout, vous n'êtes qu'un être humain, et c'est tout à fait normal.

Culpabilité et honte

Ne considérez pas un écart alimentaire comme la fin du monde.

Cessez de vous blâmer parce que vous avez des problèmes de poids, de régime et d'alimentation.

Nous avons tendance à nous en vouloir lorsque notre comportement ne répond pas tout à fait aux espoirs que nous avions formés. En fait, nous nous punissons pour nos défauts. Existe-t-il rien de plus inutile pour améliorer notre comportement ? La culpabilité dévie notre énergie dans des directions peu constructives. Elle concentre notre attention sur nos faiblesses, et ne fait qu'aggraver les problèmes.

Vous minez vos efforts lorsque vous vous critiquez. Outre le gain de poids, vous devez faire face à des incertitudes psychologiques. Pourquoi continuer à vous causer de tels bouleversements ?

Vous auriez toutes les raisons de vous adresser des reproches si cela pouvait vous aider dans votre entreprise, mais l'expérience vous a sans doute prouvé que cela ne fait qu'aggraver les choses. Si vous vous préoccupez trop de vos imperfections, vous perturbez la poursuite de votre régime. Chaque minute que vous passez à vous lamenter sur votre sort pourrait être utilisée d'une manière bien plus profitable. Voyons les choses en face : si la culpabilité servait à quelque chose, nous serions tous parfaits à l'heure actuelle.

Si vous vous considérez comme « perdant » par rapport à la nourriture, vous serez toujours malheureux. Et le fait de penser du mal de vous-même vous conduira à vous maltraiter. Après tout, comment peut-on à la fois se détester et agir de bon cœur et avec enthousiasme pour son propre bien-être ?

Pour qui êtes-vous prêt à tout ? Les personnes que vous aimez, ou celles que vous détestez ?

Il faut comprendre que vous n'êtes sans doute pas parfait, mais que vous n'êtes pas mauvais pour autant. Il est important de faire preuve d'amour et de compréhension envers vous-même.

Parlez-vous avec amour, car nous avons tous besoin d'amour — et vous aussi. Vous avez besoin de compréhension et non de rejet, de gentillesse et non de brusquerie.

Cessez de perdre votre temps, les précieuses minutes de votre existence. Ne faites plus une obsession de ce que vous avez mangé ni du nombre de calories que vous avez absorbées. Est-ce que cette épreuve ne vous a pas semblé assez pénible la première fois ? Pourquoi la traverser de nouveau à chaque petite faiblesse de votre part ? Quand vous songez à un moment malheureux, c'est comme si vous le viviez une deuxième fois. Réfléchissez bien, et vous constaterez par vous-même que cela n'a aucun sens.

Vous avez fait un écart ? Très bien, maintenant n'y pensez plus. Reprenez votre régime et orientez vos pensées dans une direction plus positive. Vous pourrez vous accorder un bref moment de regret, qui vous sera bénéfique. Mais que cela ne se transforme jamais en obsession au sujet de votre poids !

Il faut bien comprendre que le fait de connaître des journées plus mauvaises que d'autres importe peu ; en fait, peu importe même le *nombre* de ces mauvaises journées. L'important est le pourcentage des bonnes journées par rapport aux mauvaises, et surtout, votre engagement à long terme à atteindre un objectif précis.

Tirez les enseignements de vos erreurs

Il est très facile de se décourager à la suite d'une fringale, mais ce n'est pas une démarche efficace. La sagesse vient avec l'expérience, et l'expérience s'acquiert entre autres par les erreurs, ne l'oubliez pas !

Ne songez pas uniquement à vos faiblesses ; cherchez plutôt des solutions positives pour vous améliorer. Votre attitude peut faire toute la différence ; considérez vos écarts comme des occasions d'apprendre.

Je vous conseille de remplacer votre autocritique par une observation de votre propre comportement. A la suite d'une fringale, ne vous jugez pas, n'évaluez pas la gravité de vos excès ; contentez-vous de vous observer. A ces moments précis, nous avons tous tendance à nous en vouloir et à penser que notre avenir est sans espoir. Cependant, une attitude plus détachée peut être nettement plus fructueuse.

Par exemple, lorsque j'ai recommencé à prendre mes repas chez moi, après deux ans passés à la clinique du docteur Kempner, j'avais beaucoup à apprendre. Je me trouvais de nouveau seule, dans une maison remplie d'aliments, et je devais faire mes achats moi-même, préparer mes repas et les prendre seule. Jusque-là, je n'avais connu que deux manières de manger : les excès considérables auxquels je me livrais avant, puis les repas très structurés que j'avais pris pendant mon séjour à Durham. Je ne connaissais rien d'autre, et j'avais donc besoin d'acquérir de nouvelles habitudes dans ce domaine.

C'est ainsi qu'après quelques jours j'ai de nouveau sombré dans de mauvaises habitudes alimentaires. Je me retrouvai debout dans la cuisine, à manger n'importe quoi à toute vitesse.

Ma première réaction a été de me juger et de prévoir ma défaite irréversible. Je me disais que je n'avais de toute évidence rien appris, puisque j'étais encore incapable de maîtriser mon appétit ; comme je ne pouvais pas passer toute ma vie à la clinique, il me semblait que j'étais condamnée à redevenir obèse et à le rester toute ma vie.

Cependant, quand j'ai réussi à cesser de me juger assez longtemps pour observer mes réactions, j'ai compris qu'en réalité je n'aimais pas rester debout pour manger (car ce n'était pas aussi agréable que quand j'étais assise) et que je n'aimais pas manger les aliments trop chauds (car ils me brûlent la langue, tout simplement !).

Ayant fait ces deux observations très raisonnables, j'ai réussi rapidement à renoncer à ces deux comportements précis. Je n'ai pas eu besoin de prendre des « résolutions » pour m'arrêter. Je n'ai pas eu à me corriger ni à m'imposer toute une série de « règles » strictes. J'ai constaté que je n'appréciais pas les résultats de ces actions irréfléchies, et donc que je n'avais plus de raisons de m'y livrer : pourquoi me faire souffrir ? J'ai arrêté.

Les régimes après les fringales

Les gens qui s'écartent de leur régime pendant une journée ont tendance à s'en vouloir ; c'est pourquoi ils entament la journée du lendemain dans un état d'esprit vengeur. Oui, ils sont prêts à se faire mourir de faim s'il le faut, ils compenseront leur erreur en s'imposant un régime plus strict encore.

Je suis certaine que vous comprenez que ce comportement n'a aucun sens.

Si vous avez du mal à suivre le régime, qu'auriez-vous à gagner en le rendant plus difficile encore ? Non, il faut au contraire faire preuve d'*indulgence* envers vous-même. Si vous êtes trop sévère, votre entreprise est vouée à l'échec.

Par conséquent, que faut-il faire *après* une fringale ? Il existe plusieurs stratégies envisageables. Votre choix dépendra de votre état d'esprit.

• Douceur et gentillesse

Lorsque vous traversez une période difficile dans votre régime, il ne faut surtout pas prendre de mesures trop sévères. Les jours où vous ne pourrez pas supporter une trop grande privation, autorisez-vous à manger à volonté *les aliments auxquels vous avez droit,* et seulement aux heures des repas. Prenez dix aliments par jour si vous le souhaitez, ou même douze, ou davantage. Il faut comprendre que vous traversez une phase délicate et qu'il serait inutile de vous faire souffrir plus encore.

• Le jeûne

Le docteur Kempner, lui, aime conseiller aux personnes qui viennent de commettre un écart de « se laisser mourir de faim », et ce conseil est parfois approprié. D'une part, il est rassurant de reprendre immédiatement le contrôle de votre appétit après une journée difficile. Vous savez ainsi que vous avez repris les commandes — pour le moment, du moins ! — et cela amoindrit votre angoisse. D'autre part, le jeûne vous permet généralement d'éliminer la plus grande partie du poids que vous avez gagné lors de vos excès.

Je jeûne une journée à la suite d'une fringale aux conditions suivantes :

1. Si je ne me sens pas particulièrement fragile au niveau de mon régime ou dans tout autre domaine de ma vie.
2. Si ma fringale a eu lieu le soir. Si j'ai mangé jusqu'à 2 ou 3 heures du matin, je me sens généralement encore rassasiée à mon réveil. La seule idée de la nourriture suffit alors à me donner la nausée. Ce sentiment peut durer une bonne partie de la journée, ce qui rend bien plus facile le début du jeûne.
3. Si je peux me reposer pendant la journée qui suit ma fringale. En revanche, s'il s'agit d'une journée de travail normale et si je dois me lever tôt, je sais que je ne pourrai pas supporter de me passer de nourriture. Mais au cours d'un week-end, je peux me permettre de faire la grasse matinée. Dans ce cas, lorsque je me réveille, un bonne partie de la journée est déjà passée, et je peux me permettre de jeûner.

N'ENVISAGEZ PAS UN JEUNE SI C'EST UNE BATAILLE QUI VOUS SEMBLE TROP DIFFICILE. Il ne faut pas vous imposer une épreuve insurmontable au lendemain d'une fringale. Vous êtes encore trop fragile, et surtout, vous risquez de connaître une nouvelle journée d'excès si vous prenez des résolutions que vous ne pourrez pas tenir.

• Une journée de régime strict

Tout comme le jeûne, cette solution ne peut s'appliquer qu'aux personnes qui se sentent en mesure de reprendre un régime plus ou moins difficile. Pour tenter de perdre le poids que vous avez pu gagner, vous pouvez essayer l'une des possibilités suivantes pendant une journée :

— Manger seulement cinq fruits au cours de la journée.

— Revenir à la phase I du régime pendant une journée, en mangeant uniquement du riz et des fruits.

— Manger seulement une pomme pendant la journée.

— Manger cinq ou six grains de raisin à chaque repas.

— Essayer l'un des régimes conseillés pour franchir les plateaux (voir pages 119 à 121).

• La démarche modérée

A mi-chemin entre le jeûne complet et la solution en douceur se trouve la démarche modérée, celle que j'utilise le plus souvent. Il suffit... de ne rien faire. Je reste à la phase du régime en cours, et je suis une journée de régime normal. La fringale n'est plus considérée ici comme une *brèche* dans le régime, mais plutôt comme une partie *normale* de ce régime.

Il n'existe donc pas de solution parfaite. Chaque fringale doit faire l'objet d'une analyse précise et de mesures adaptées le lendemain. Examinez la situation de manière objective et décidez vous-même de la démarche qui vous conviendra le mieux.

Et n'oubliez pas que le bon choix n'est pas celui qui vous permettra d'éliminer le plus rapidement le poids que vous avez gagné. La seule solution efficace est celle que vous *pourrez respecter sans souffrir.*

Je pense que la journée qui suit un écart est le moment le plus critique à traverser. Il est essentiel de reprendre très vite la maîtrise de votre appétit. Il est peut-être impossible d'interrompre les excès lorsqu'ils ont commencé, mais il est tout à fait possible de limiter ces excès à une seule journée. Naturellement, cela implique une certaine bataille avec vous-même, car vous avez déclenché en vous un « élan vers la nourriture ». Mais pensez qu'il serait encore plus difficile de revenir dans le droit chemin si ces écarts se poursuivaient encore un jour...

On peut retrouver très vite le goût des aliments malsains. En fait, vous déclencherez un processus presque irréversible si vous vous autorisez à reprendre l'habitude de ces produits nocifs. Il suffit de quelques jours de mauvaise alimentation pour que votre palais retrouve l'habitude des aliments salés, sucrés et épicés.

Naturellement, il pourra vous arriver de vous trouver dans des périodes de difficultés plus prolongées. Si une journée d'excès entraîne des dégâts, si deux journées sont bien pires, pensez aux conséquences après une semaine ! Mais la technique reste la même. Essayez de ne pas poursuivre vos écarts pendant plus d'une journée d'affilée. Lorsque je traverse une semaine difficile, je parviens généralement à alterner une journée d'excès et une journée de régime. Autrement dit, je réussis à intercaler suffisamment de journées saines au milieu de cette tourmente pour stabiliser mon poids et conserver une certaine maîtrise de mon comportement.

CONSEILS DIVERS

- Voici quelques détails intéressants en ce qui concerne les écarts pendant le régime Minceur. Tout d'abord, le goût salé vous brûlera peut-être la bouche la première fois que vous y reviendrez. Cela vous donnera également très soif. Naturellement, l'association inhabituelle du sel et de l'eau provoquera un gain de poids, mais vous perdrez ces quelques centaines de grammes immédiatement en reprenant votre régime.
- Après un excès, vous vous sentirez immédiatement mieux si vous entreprenez une action constructive. Croyez-le ou non, les tâches ménagères constituent un bon choix. Nettoyez la maison, faites la lessive, reprisez des vêtements, lavez votre voiture. Il est essentiel à cet instant précis d'agir de manière positive. Cela vous donnera une meilleure opinion de vous-même, et votre état d'esprit s'en trouvera amélioré.
- Soyez honnête avec vous-même après un écart, mais ne confondez pas honnêteté et brutalité. Vous pouvez vous dire que vous avez trop mangé, mais ne vous dites jamais que vous avez craqué, ou pire encore, que vous n'êtes qu'un porc ou Dieu sait quoi.
- N'énumérez pas, ni pour vous-même ni pour les autres, tout ce que vous avez consommé pendant votre écart. Le fait de parler des aliments vous y fera penser, et cela risquerait de déclencher une nouvelle fringale.
- Demandez-vous ce que vous diriez à une autre personne

qui viendrait vous consulter avec le même problème. Comment la considéreriez-vous ? Quels conseils donneriez-vous ? Cette nouvelle optique pourra vous aider à ne pas être trop sévère envers vous-même. Vous aurez ainsi une meilleure perspective de l'ensemble de votre problème.

- Ne dites jamais à votre sujet des choses que vous considéreriez comme blessantes si elles venaient de quelqu'un d'autre. Nous nous disons souvent des mots que la décence nous interdirait de dire à d'autres personnes. Soyez raisonnable ; ne vous montrez pas brutal ni cruel envers vous-même. Après une fringale, vous êtes une personne triste et fragile. Traitez-vous avec douceur, tolérance et amour.

14

Les réceptions et les restaurants

Les restaurants, les réceptions, les dîners entre amis et en famille : il s'agit là de situations délicates pour les personnes qui suivent un régime.

Heureusement, il n'est pas trop difficile d'incorporer le régime Minceur à vos habitudes quotidiennes — à condition que vous vous engagiez à respecter votre régime *quoi qu'il arrive.*

Je me souviens d'une patiente qui m'avait raconté qu'elle était partie faire des achats avec une amie, et que cette amie avait insisté pour déjeuner dans un restaurant où les plats étaient servis sous forme de buffet, de sorte que l'on pouvait se resservir à volonté. Cette femme se plaignait en me demandant ce qu'elle aurait bien pu faire. Puisque son amie s'était mise à manger, elle avait fini par l'imiter.

Elle me demanda ensuite comment j'aurais procédé à sa place, et je lui répondis sans hésiter que je ne serais pas entrée dans ce restaurant.

— Je suppose que c'est ce que j'aurais dû faire aussi, soupira-t-elle, mais je n'ai sans doute pas encore atteint ce stade de volonté.

En effet, madame et vous n'atteindrez jamais « ce stade » si vous ne vous décidez pas à le faire. En fait, je me demande encore par quel moyen elle s'attendait à se retrouver un jour à « ce stade » qui correspond sans doute au niveau de volonté suffisant pour éviter d'entrer dans un restaurant.

Comme le dit le docteur Kempner, pour réussir dans n'importe quel domaine il faut posséder une volonté farouche, et c'est particulièrement vrai pour suivre ce régime. Pour parler franchement, tout dépend uniquement de vous. Vous *pouvez* respecter votre régime, quel que soit le niveau auquel vous vous trouvez, à la condition expresse de le vouloir suffisamment.

Ce chapitre vous propose quelques suggestions pour faire face à des situations qui peuvent se révéler difficiles :

AU SUPERMARCHÉ

- Aujourd'hui, la plupart des supermarchés possèdent un rayon d'alimentation diététique. Demandez au directeur de votre magasin s'il envisage également l'ouverture d'un rayon de produits sans sel. Il faut faire savoir aux producteurs qu'il existe un marché important pour les aliments sans sel.
- Je répète ce conseil en raison de son extrême importance : lisez soigneusement les étiquettes et évitez tous les aliments qui contiennent du sodium.
- Gardez aussi peu de nourriture que possible chez vous. Il vaut mieux faire des achats plus souvent plutôt que d'avoir des tentations à portée de main. Par ailleurs, vous bénéficierez ainsi de fruits et de légumes très frais.
- Ne vous promenez pas dans tout le magasin. Allez droit aux produits dont vous avez besoin. Evitez les rayons d'aliments nocifs et de sucreries. Ne regardez pas les nouveaux produits « simplement par curiosité ».
- Si les membres de votre famille insistent pour que vous achetiez des produits qui vous sont interdits, demandez-leur de ne pas choisir les aliments que vous préférez vous-même.
- Vos enfants n'ont pas besoin des biscuits et des sucreries qu'ils grignotent si souvent. En fait, le meilleur service à leur rendre serait de garder uniquement des produits sains chez vous. Donnez-leur une meilleure formation que celle que vous avez vous-même reçue dans le domaine de la nutrition.

DANS LA CUISINE

- Achetez un cuit-vapeur et les légumes les plus frais et les plus riches en vitamines.
- Utilisez des poêles et des ustensiles anti-adhésifs, ou des graisses végétales sans sodium.
- Ne gardez pas chez vous des aliments qui vous sont interdits. Il est même préférable d'éviter de garder certains aliments autorisés car vous risqueriez de céder à l'envie de les dévorer sans vous arrêter. Par exemple, je

ne garde pas de fruits secs chez moi. J'ai le droit d'en manger, mais comme j'ai tendance à en faire des excès, je vais en acheter si j'en ai vraiment envie. Le fait de ne pas en avoir chez moi m'évite de me jeter dessus simplement parce que j'en ai envie et qu'ils sont disponibles.

- Si vous devez garder des aliments qui vous sont interdits dans votre réfrigérateur, placez-les dans le bac à légumes de manière au moins à ne pas les voir chaque fois que vous ouvrirez la porte.
- Il ne doit pas y avoir de nourriture chez vous ailleurs que dans la cuisine, et même là, elle ne doit pas être visible. Rangez tous les aliments, même les fruits. Laissez les fruits mûrir dans des placards s'ils ne sont pas prêts à être placés au réfrigérateur. N'oubliez pas que vous êtes sensible aux tentations, et évitez de vous y exposer inutilement.
- Si vous devez cuisiner pour les autres, préparez des repas simples qui ne vous obligent pas à rester trop longtemps à la cuisine.
- Ne préparez jamais des aliments que vous appréciiez particulièrement avant votre régime. Choisissez des produits qui ne vous tentent pas spécialement.
- Ne goûtez jamais ce que vous cuisinez. Vous n'ajoutez pas d'épices de toute manière, alors, que voudriez-vous goûter ? Limitez votre consommation aux heures des repas. Mais oui, goûter, c'est manger.
- Préparez des repas du régime Minceur pour toute votre famille, puis demandez aux autres personnes d'assaisonner leur part selon leur goût, de préférence à la cuisine et non à table. Vous ne devriez pas être exposé vous-même à ces assaisonnements.
- Demandez à quelqu'un d'autre de préparer les repas familiaux le plus souvent possible. Evitez, également, de débarrasser la table, afin de ne pas être de nouveau exposé à la nourriture après les repas.
- N'entrez pas dans la cuisine si ce n'est pas absolument nécessaire. N'y allez pas pour lire ni pour travailler.
- Préparez vos repas lorsque vous sentez que vous maîtrisez bien votre appétit. Par exemple, comme j'ai rarement faim le matin, c'est le meilleur moment pour préparer mes aliments de la journée.
- Si vous devez préparer plusieurs repas, faites-le en même

temps. Cela réduira la durée totale de vos contacts avec les aliments et de vos séjours à la cuisine. Demandez aux membres de votre famille de préparer eux-mêmes leurs petits en-cas de la journée.

LES AMIS ET LA FAMILLE

- Si vous avez des enfants, expliquez-leur ce que vous faites et assurez-vous de leur soutien. Les enfants font face plus facilement aux changements d'habitudes que les conjoints, qui craignent dans certains cas que ces modifications provoquent des bouleversements dans le couple.
- Vos amis et votre famille peuvent soit saboter votre régime, soit vous encourager. S'ils sabotent votre entreprise, vous devrez faire front, en demandant éventuellement conseil à un spécialiste. S'ils vous soutiennent, vous avez de la chance. Mais n'oubliez pas que même les amis les mieux intentionnés peuvent toujours se tromper, ou mal juger une situation précise. Donnez-vous le droit à l'erreur, donnez-le-leur aussi, et montrez-vous tolérant avec votre entourage.
- Si vos amis vous placent fréquemment dans des situations difficiles par rapport à la nourriture, arrangez-vous pour les retrouver dans des endroits neutres (dans la rue, ou dans un musée), mais jamais dans un restaurant ou un café.
- N'oubliez pas que l'opinion et les prédictions des autres n'ont absolument aucune importance. La veille de mon départ de Montréal pour Durham, mes amis ont organisé un dîner d'adieu en mon honneur. L'un d'eux répétait sans cesse qu'il se demandait pourquoi je partais, puisque je serais incapable de « tenir », et que je serais sans doute de retour dans moins de deux semaines. Tous les autres étaient anxieux ; ils craignaient que ses remarques négatives n'entament ma résolution. Mais ma volonté était totalement indépendante des opinions des autres. Personne d'autre que vous-même n'est responsable de l'échec ou de la réussite de votre régime.

A TABLE

- Ne servez pas les repas dans des grands plats. Divisez plutôt les aliments en portions individuelles à la cuisine. Ainsi, vous échapperez à la tentation de vous resservir.
- Après avoir mangé quelques bouchées, interrompez-vous quelques instants pour voir si vous pouvez faire quelque chose pour un autre convive. Quelqu'un a-t-il besoin de pain ? Ou d'une serviette ? C'est une manière de moins vous concentrer sur la nourriture et de mieux maîtriser votre appétit.
- Si c'est possible, quittez la table dès la fin de votre repas.
- Demandez à quelqu'un d'autre de débarrasser et de jeter les restes.

LES RECEPTIONS CHEZ VOUS

- Organisez des soirées de type buffet, où chacun peut se servir. Ainsi, vous pourrez manger avant l'arrivée de vos invités, et personne ne remarquera que vous ne mangez pas pendant la réception.
- Ne servez pas vos plats favoris.
- Servez des légumes crus en guise d'amuse-gueule plutôt que des biscuits salés ou des chips. Si vous en êtes à la phase d'entretien, vous pouvez les agrémenter de yaourt nature. Essayez les condiments autorisés pour trouver une saveur qui vous plaît. J'ai personnellement constaté que la plupart de mes invités préfèrent les repas légers.
- Pour cuisiner les aliments, essayez de remplacer l'huile par du vin. La cuisson fait évaporer l'alcool, qui contient la plupart des calories. Il ne reste ensuite que l'arôme. Utilisez du vin blanc sec.
- Proposez à vos invités d'emporter ce qui reste. Ils seront enchantés, et vous serez à l'abri. Si vous n'êtes pas assez intime avec eux pour envisager cette solution, jetez tout ou, mieux, faites-le jeter par quelqu'un d'autre.

SUR VOTRE LIEU DE TRAVAIL

- Lorsqu'on travaille, on dispose généralement de peu de temps pour déjeuner. Par conséquent, la meilleure solution consiste à emporter votre déjeuner avec vous. C'est la seule manière de contrôler parfaitement ce que vous mangerez pendant la journée. Vous constaterez également qu'un déjeuner régime Minceur vous permettra de faire face plus facilement aux différentes tensions que vous pourrez éprouver dans votre travail.
- Essayez de savoir s'il existe un restaurant végétarien proche qui serve des repas compatibles avec le régime Minceur. Et invitez vos amis et vos collègues.
- Si votre profession vous oblige à de fréquents déjeuners d'affaires, mieux vaut trouver un restaurant qui accepte de servir des repas correspondant à vos exigences, et que vous fréquenterez régulièrement. J'espère qu'après avoir lu cet ouvrage de nombreux restaurateurs incluront des plats régime Minceur dans leurs menus !

QUAND VOUS ETES INVITE

- S'il ne s'agit pas d'un repas à table, dînez avant de partir de chez vous.
- Ne vous asseyez pas près de la table où sont disposés les plats.
- Si vous avez mangé au préalable, n'allez pas regarder les plats. Après tout, à quoi bon les observer si vous n'avez pas l'intention de manger ? Vous prendriez un risque inutile.
- Si le repas vous est servi à table et si vous avez l'intention de manger, évitez les aliments que vous connaissez déjà et goûtez seulement les nouveautés, qui méritent le gaspillage de quelques calories. Prenez de petites parts des plats qui vous paraissent appétissants, puis, éventuellement, reprenez un peu de ceux qui vous ont vraiment séduit. Ainsi, vous aurez goûté à tout, sans manger plus que vous n'en aviez l'intention.
- S'il s'agit d'un repas entre amis et si vous connaissez bien l'hôtesse, n'hésitez pas à lui téléphoner au préalable pour lui demander des plats particuliers ou pour savoir

si vous pouvez apporter vos propres aliments. Généralement, la maîtresse de maison n'aura aucune difficulté à adapter son menu à vos besoins particuliers. Au lieu d'en faire *davantage,* vous lui demanderez en fait d'en faire moins pour vous, en retirant par exemple une portion de salade du saladier à votre intention avant d'ajouter l'assaisonnement, ou en préparant une part de poulet ou de poisson nature séparément, sans la sauce.

J'espère qu'après la publication de cet ouvrage les maîtresses de maison sauront ce que peuvent manger les personnes qui suivent le régime Minceur et qu'elles seront prêtes à servir ces menus tout simples à ceux de leurs invités qui en feront la demande. Certains aliments se prêtent très bien à ces soirées entre amis. C'est notamment le cas des poissons et du poulet rôti, des pommes de terre au four, des salades, des jus ou des salades de fruits, et des omelettes.

■ Ne cédez pas aux demandes insistantes de la maîtresse de maison qui vous pousse à manger. Je considère qu'il est déplacé d'insister pour qu'une personne qui souffre d'un problème de poids se resserve à table. Vous ne ferez pas de mal à votre hôtesse en refusant, mais en revanche, vous vous feriez beaucoup de mal à vous-même si vous cédiez. N'oubliez pas que ce ne sont pas les occasions de manger qui manquent, et que si vous ne prenez pas l'habitude d'y opposer un refus très ferme, vous courez à l'échec.

■ Proposez d'apporter un plat pour contribuer au repas : quelque chose que vous pouvez manger.

■ Mangez lentement. Concentrez-vous sur la conversation plutôt que sur les plats.

■ Si quelqu'un vous fait une remarque sur votre appétit limité, et si vous préférez ne pas parler de votre régime, dites simplement que vous n'avez pas très faim aujourd'hui et que vous ne pouvez pas avaler une bouchée de plus tant vous êtes rassasié.

Quant à moi, je préfère les explications plus directes, et je dis toujours aux personnes qui m'entourent pour quelles raisons je surveille mon alimentation. Je ne vois pas ce qu'il y a de honteux à suivre un régime. En fait, je suis *fière* de ne pas céder aux tentations multiples de la nourriture.

■ Les apéritifs stimulent votre appétit et ne figurent pas à votre programme avant la phase d'entretien. Evitez-les, en particulier les cocktails très riches en sodium.

- Si vous prenez tout de même un apéritif, diluez-le dans du Perrier ou de l'eau minérale gazeuse sans sodium.
- Offrez une bouteille de vin à votre hôtesse. Ainsi vous remplirez vos devoirs d'invité, tout en vous assurant que vous trouverez sur la table une boisson qui vous conviendra.

AU RESTAURANT

Le choix d'un restaurant

- Choisissez un restaurant où vous êtes certain de trouver des plats compatibles avec votre régime.
- Cherchez des restaurants aux menus variés. Vous aurez ainsi plus de chances de trouver un plat qui vous conviendra.
- Allez dans des restaurants où les plats sont préparés sur commande. Vous pouvez même téléphoner à l'avance pour vous assurer que c'est le cas. C'est la seule manière d'être certain d'éviter les préparations salées.
- Si vous savez que vous devez vous rendre dans un restaurant particulier que vous ne connaissez pas encore, téléphonez à l'avance pour expliquer au restaurateur que vous suivez un régime et demandez-lui de procéder à quelques petites adaptations pour répondre à vos besoins. N'appelez pas aux heures des repas, lorsque le personnel est très occupé. Le meilleur moment est sans doute le milieu d'après-midi.
- Si vous vous rendez souvent dans le même restaurant, parlez au patron. Expliquez-lui vos besoins et assurez-vous de sa coopération.
- Les plus favorables pour votre régime sont les restaurants de poissons et de fruits de mer, les restaurants orientaux (qui servent beaucoup de légumes à la vapeur et de riz) et les restaurants végétariens. En réalité, vous pourrez trouver pratiquement partout des plats qui vous conviendront. Personnellement, je n'ai eu de problème que dans un restaurant où le seul plat figurant au menu qui pouvait me convenir était... des fraises fraîches. J'ai donc commandé trois parts de fraises fraîches, et ce fut mon dîner !

- Les restaurants (cafétérias ou établissements luxueux) qui proposent de nombreuses salades peuvent être de bons choix. Demandez si les légumes n'ont pas été arrosés d'un composé de sodium pour conserver leurs couleurs. Si c'est le cas, évitez les légumes verts ou dirigez-vous vers un autre restaurant.

  Certains restaurants proposent également des fruits frais ou en conserve, qui sont acceptables dans le cadre de votre régime.

- Evitez les buffets libres, pour des raisons évidentes. Non seulement vous y trouverez toutes sortes d'aliments qui vous tenteront, mais le problème sera encore compliqué par votre désir de « manger pour votre argent ».

La commande

- Vous savez ce qui vous est autorisé. Si possible, évitez de lire le menu. En tout cas, ne parcourez pas la liste des desserts.
- Si vous en avez la possibilité, mieux vaut passer votre commande en premier, puis aller faire un tour. Vous êtes trop vulnérable pour écouter les autres commander des plats qui vous sont interdits.
- Si vous avez envie d'un verre, le Perrier est votre meilleur choix.
- Les jus de fruits et les salades de fruits (même sucrées) constituent de bons amuse-gueule. Naturellement, un plat de fruits peut également constituer le centre de votre repas, si vous demandez bien au serveur de ne pas y ajouter le fromage blanc ou la crème Chantilly qui les accompagnent parfois.
- Commandez à la carte, de préférence aux menus complets. Mieux vaut payer plus pour manger moins. A cet instant précis, le problème n'est pas l'argent, mais votre régime. Vous pouvez commander deux hors-d'œuvre et une salade, ou encore un hors-d'œuvre, une salade et une pomme de terre au four. Vous verrez qu'il est tout à fait possible de faire des repas délicieux sans prendre de plat de résistance.
- Commandez des aliments grillés, pochés, cuits à la vapeur, ou rôtis.
- Demandez que les sauces et les assaisonnements soient

servis séparément, et n'y touchez pas. Vous pouvez demander des quartiers de citron si vous le désirez.

- Tous les légumes qui se trouvent dans des préparations élaborées doivent également être disponibles nature. Demandez-le au serveur. Par exemple, si vous commandez une pomme de terre au four, veillez à bien préciser « nature ».
- Dans les buffets qui proposent toutes sortes de salades, évitez les aliments en conserve ou marinés. Ne prenez pas de sauce ni d'assaisonnement, et utilisez seulement du jus de citron et des succédanés de sucre sans sodium pour agrémenter vos aliments. (Vous pouvez apporter un petit sachet de succédané de sucre.)

Obtenir ce que vous voulez

Pour obtenir précisément ce que vous désirez dans les restaurants, il ne faut rien accepter d'autre. Passez votre commande de manière très *précise.* Parlez avec confiance et sans crainte ; après tout, c'est vous qui êtes le client. Exprimez-vous lentement et clairement, en n'hésitant pas à vous répéter. Soyez ferme et faites bien comprendre que vos plats doivent être préparés comme vous le demandez et que, si ce n'était pas le cas, vous seriez obligé de les refuser. Et n'hésitez pas, le cas échéant, à les renvoyer à la cuisine.

Quand je vais au restaurant, j'ai toujours sur moi une photo qui me représente telle que j'étais « avant », et si nécessaire je la montre au serveur pour lui expliquer — plus clairement — pourquoi mes aliments doivent être préparés d'une manière si précise.

CONSEILS DIVERS

- Au restaurant, demandez au serveur de retirer votre assiette dès que vous avez fini de manger.
- Si vous avez du mal à affronter ce déploiement de plats appétissants, excusez-vous auprès des autres personnes et quittez la table le temps de retrouver votre assurance.

15

Et la chirurgie esthétique?

Dans une communauté qui se consacre à l'amaigrissement, comme Durham, où beaucoup de personnes perdent cinquante kilos ou davantage, on s'intéresse beaucoup à ce que peut offrir la chirurgie esthétique. Voici quelques-unes des questions que l'on me pose le plus souvent.

AURAI-JE BESOIN DE LA CHIRURGIE ESTHETIQUE APRES MON AMAIGRISSEMENT ?

La grande majorité d'entre vous n'auront pas besoin de subir une opération de chirurgie esthétique après avoir maigri grâce au régime Minceur. Au contraire, votre peau sera ferme et lisse, et personne ne pourra deviner que vous avez connu un problème de poids dans votre vie passée.

Les seules personnes qui pourraient être intéressées par une intervention de ce genre sont celles qui répondent aux critères suivants :

Les gens qui n'ont pas pratiqué de sport pendant leur amaigrissement. L'exercice tonifie les muscles de manière qu'ils remplacent le vide laissé par le poids que vous perdez. Si vous ne faites pas d'exercice, votre peau risque de manquer de tonicité et peut donner l'impression d'être « flasque » par endroits.

Ceux qui ont perdu beaucoup de poids, c'est-à-dire plus de cinquante kilos. Tout comme un ballon gonflé, une personne obèse présente très peu de rides. Mais, de même que sur un ballon dégonflé, des rides et même des plis peuvent apparaître sur la peau quand vous maigrissez beaucoup.

Les personnes qui perdent beaucoup de poids au-delà de quarante ans. A ce moment, la peau a perdu une grande partie de sa souplesse et la chirurgie esthétique peut être très utile.

QUEL EST LE MEILLEUR MOMENT POUR UNE TELLE INTERVENTION ?

Vous ne devriez pas subir d'opération esthétique tant que vous n'avez pas atteint le poids qui est votre objectif depuis au moins six mois. On est souvent tenté de se précipiter et de se faire opérer trop rapidement, en particulier du fait que beaucoup de chirurgiens acceptent de pratiquer ces interventions alors que vous êtes encore à une dizaine de kilos de votre poids idéal.

C'est une erreur de céder à cette tentation, et vous risquez de le regretter par la suite. En effet, votre chair se déplace et bouge des mois après que vous avez maigri. Si vous vous faites opérer trop tôt, vous risquez de vous retrouver affublé de rides, de poches et de plis qui n'existaient pas auparavant, et que vous auriez pu éviter en attendant.

Ce n'est que lorsque vous aurez atteint votre objectif que vous saurez avec certitude ce qu'il faut faire. Si votre chirurgien ne travaille pas sur le corps qui sera définitivement le vôtre, comment pourrait-il prendre les meilleures décisions ? Je vous conseille donc de vous montrer patient, et de faire faire ce travail comme il convient.

SERAI-JE EN MESURE DE SUPPORTER UNE OPERATION APRES LE REGIME MINCEUR ?

Mais voyons, vous ne pourriez pas être en meilleure santé ! Le docteur Verne C. Lanier, chirurgien esthétique à l'université Duke, a constaté que les patients qui avaient suivi le régime Minceur ne manifestaient pas les symptômes de carence en protéines qui accompagnent parfois des pertes de poids importantes. Il a également observé que la peau de ces patients était d'une qualité qui permettait une cicatrisation rapide, car elle ne manque ni de vitamines ni de protéines essentielles.

QUE PUIS-JE FAIRE PENDANT MON REGIME POUR ME PREPARER AU MIEUX EN VUE DE CETTE OPERATION ?

Voici les suggestions du docteur Lanier :

Evitez le soleil. Ne bronzez pas au point que votre peau devienne sèche et rugueuse. L'épiderme est ensuite beaucoup plus difficile à opérer et le résultat peut être moins réussi. Portez donc toujours un chapeau et une crème solaire « écran-total ».

Ne fumez pas. Le tabac entraîne des dommages permanents de la peau. Par ailleurs, il entrave la circulation sanguine, et les risques de complication pendant l'intervention sont plus élevés de 30 pour cent chez les fumeurs. La nicotine contracte les artères, ce qui ralentit la circulation, et une bonne circulation sanguine est indispensable à la santé de tous les tissus de l'organisme.

Faites de l'exercice. L'exercice est excellent pour avoir une belle peau saine. A l'inverse du tabac, l'exercice améliore la circulation sanguine. Il échauffe votre corps, et le sang afflue au niveau de l'épiderme.

Surveillez votre hygiène. En maigrissant, vous aurez peut-être besoin de bains plus fréquents, et vous devrez parfois utiliser du talc pour sécher votre peau. Cela élimine les bactéries et réduit les risques d'infection.

LA CHIRURGIE PEUT-ELLE ME FAIRE MAIGRIR ?

Les patients s'attendent parfois à ce que les kilos s'envolent lorsqu'on retire les masses excédentaires. Malheureusement, il ne faut pas y compter. Vous perdrez peut-être un kilo ou deux mais la chirurgie esthétique concerne exclusivement l'aspect extérieur du corps. Il ne s'agit en aucun cas d'une méthode d'amaigrissement.

QUE PENSEZ-VOUS DES LIFTINGS DU VISAGE ?

Eh bien, tout d'abord, il ne faut y recourir que si vous êtes convaincu d'en avoir vraiment besoin. Parfois, le visage se creuse quand vous perdez du poids. Cela empêche certaines personnes de maigrir autant qu'il le faudrait. Elles interrompent leur régime avant d'avoir atteint leur poids idéal, de crainte que leurs traits ne deviennent émaciés.

Je peux vous assurer que cette apparence est le plus souvent temporaire. J'ai vu très souvent des patients au visage amaigri pendant une brève période, qui avaient retrouvé leurs traits habituels après quelques semaines. Quand vous êtes obèse, les fibres élastiques de votre peau sont très tendues, et il faut un certain temps pour qu'elles se contractent à nouveau et redonnent à votre peau son aspect normal. C'est une raison de plus d'attendre au moins six mois pour décider de subir une intervention de chirurgie esthétique.

QU'ARRIVERA-T-IL SI JE REGAGNE DU POIDS APRES L'INTERVENTION ?

C'est une très bonne question, et le meilleur argument qui soit pour attendre au moins six mois avant de vous décider.

D'après mon expérience, les kilos que l'on regagne après une intervention esthétique sont encore plus disgracieux que ceux qui nous encombraient auparavant. Il semble que la graisse ait alors tendance à s'accumuler en bourrelets, ce qui donne un aspect assez semblable à celui du bonhomme Michelin.

Personne ne peut affirmer en toute certitude qu'il ne regagnera jamais de poids. Vous devez avoir totalement confiance en vos capacités à rester mince avant d'envisager de subir une opération de chirurgie plastique.

QUE PENSER DE LA CHIRURGIE ESTHETIQUE ?

Les interventions de chirurgie esthétique, si elles sont bien pratiquées, peuvent vous redonner de nombreuses années de jeunesse et de séduction.

Nous avons beaucoup de chance de vivre à une époque où des méthodes si miraculeuses sont accessibles. Si votre physique est important pour vous, pourquoi ne pas avoir la meilleure apparence possible ?

De plus, le coup de ces opérations est assez raisonnable, étant donné ce qu'elles apportent. Vous pourriez très bien dépenser une somme similaire pour une semaine de vacances et n'en tirer aucun bénéfice à long terme.

Personnellement, j'ai opté pour la chirurgie, et j'en suis très satisfaite.

16

Au-delà de l'amaigrissement

Vous sentez-vous *parfaitement* bien ?

Non ? Alors, je m'adresse à *vous* — à vous tous, et pas seulement aux obèses.

En raison de mon expérience personnelle, j'ai essentiellement consacré cet ouvrage à l'amaigrissement. Mais il serait faux d'affirmer que le régime Minceur riz-céréales-fruits se limite à ce seul avantage. Je pense que *tout le monde* peut en tirer d'énormes bienfaits.

A mon avis, le régime Minceur représente ce qui se fait de mieux en matière de nutrition, car il se compose d'aliments absolument purs et naturels. C'est vrai, nous avons la capacité de mélanger et d'apprêter nos aliments, mais cela ne signifie pas que cette pratique soit très sage.

Il semble de plus en plus évident que toutes les maladies, des troubles mentaux au cancer, ont des liens plus ou moins étroits avec une mauvaise nutrition. Examinons de plus près les résultats des études les plus récentes à ce sujet.

D'ABORD, LES MAUVAISES NOUVELLES

- Selon un rapport du Congrès américain datant de 1976, six des dix principales causes de mortalité aux Etats-Unis sont liées à l'alimentation.
- Selon la même source, un tiers de la population américaine se trouve dans un état d'obésité qui réduit l'espérance de vie.
- Selon les statistiques annuelles de l'O.N.U., les Etats-Unis se trouvent au vingtième rang des nations mondiales en termes d'espérance de vie. Ce chiffre a de quoi surprendre : ce pays riche et développé se trouve relégué

derrière d'autres pays moins fortunés lorsqu'il s'agit d'assurer à ses habitants une vie longue et saine. Cela devrait faire réfléchir et servir d'exemple : il ne s'agit pas d'une fatalité.

- 60 pour cent des cancers qui frappent les femmes, et 40 pour cent de ceux qui frappent les hommes auraient un lien avec l'alimentation. Cela semble indiquer que l'application du régime Minceur pourrait sauver bien plus de vies que les traitements que l'on élabore pour le cancer.

- Les personnes obèses seraient plus exposées aux accidents que les autres. Elles seraient également plus vulnérables aux effets de la pollution atmosphérique.

- Les mammifères les plus proches de l'homme, les singes, ne développent pas de maladies lorsqu'ils consomment leur nourriture naturelle. En revanche, si on leur propose une alimentation occidentale typique, ils ont alors les mêmes symptômes de maladies dégénératives que les hommes.

- Les maladies dégénératives tuent trois fois plus que le cancer, et sept fois plus que les accidents. Elles sont également responsables d'un nombre d'invalides chroniques nettement plus important. Au cours des quarante-cinq ans qui se sont écoulés depuis que le docteur Kempner a créé le régime Minceur, de nombreuses solutions médicales ont été conçues pour contrer ces maladies dégénératives. Aujourd'hui, un patient peut opter pour un pontage coronaire (voire deux ou trois), une transplantation rénale, ou des piqûres d'insuline. Cependant, une alimentation saine est certainement préférable à des interventions aussi importantes !

Il faut également parler des conséquences psychologiques de la mauvaise nutrition. On affirme souvent que l'esprit affecte le corps, mais il est aussi vrai que le corps peut influencer l'esprit. Ainsi, si vous souffrez d'un violent mal de dents, votre état psychologique s'en trouve affecté.

Certains pensent que tous les problèmes que je viens de citer sont indissociables de notre vie moderne. C'est faux. C'est même une aberration. Les problèmes physiques et psychologiques ne constituent en aucun cas une « norme » à laquelle il serait difficile d'échapper. Vous n'êtes pas condamné à vous sentir déprimé ni à souffrir de toutes sortes de maux. En fait, vous êtes parfaitement en droit de vous sentir bien.

L'application généralisée du régime Minceur entraînerait des résultats spectaculaires pour l'ensemble de la population. Il est évident que nous ne pouvons pas espérer une amélioration si nous continuons à manger comme nous le faisons. Si nous continuons à agresser notre organisme, il pourra se venger de manière redoutable.

MAINTENANT, LES BONNES NOUVELLES

La bonne nouvelle, c'est que l'avenir pourrait être différent. Ayant moi-même vécu dans les deux univers, je peux vous dire que la vie est à la fois différente et bien meilleure lorsque vous pouvez maîtriser votre appétit.

Tout d'abord et avant tout, VOUS SEREZ PLUS HEUREUX. Votre silhouette et votre moral progresseront ensemble. Vous parviendrez à vous aimer davantage, de même que les autres vous aimeront davantage. En aucun cas, votre vie de personne mince ne pourrait être plus désagréable que votre vie d'obèse. Il n'est même pas possible de comparer ce que l'on ressent lorsqu'on devient mince et ce que l'on éprouvait en tant qu'obèse.

Tout votre environnement devra changer, et changera. Oui, bien sûr, vous aurez toujours des problèmes, mais ils seront de nature différente. La vie comporte toujours certains soucis, mais si vous êtes mince, elle en sera sensiblement améliorée. Croyez-moi, l'abandon de la nourriture (n'oubliez pas, seulement celle qui vous fait du mal) est un prix bien faible à payer pour tous les bienfaits de la minceur. Que votre vie soit actuellement mauvaise, moyenne ou bonne, je vous promets qu'elle sera de toute façon *meilleure* quand vous serez mince.

Sur le plan physique, vous pouvez vous attendre à constater une amélioration de l'état de votre peau, de vos cheveux et de vos ongles, une diminution des maux de tête et du nombre des caries dentaires, et une disparition pratiquement totale des risques de plaque dentaire. Vous passerez de bonnes nuits de sommeil et vous vous réveillerez frais et dispos. Le cycle de l'élimination sera régulier et constant. Autrement dit, *votre corps fonctionnera exactement comme il le devrait.*

Tout aussi importante sera l'amélioration de votre état psychologique. Cette bonne alimentation vous apportera la paix, le calme et l'équilibre. La haine et la pitié que vous éprouviez pour vous-même laisseront la place au respect Lorsque vous contrôlerez votre appétit, tout vous semblera possible, alors que vous vous sentiez désespéré dans le passé. Quoi qu'il arrive dans votre existence, vous serez mieux armé pour y faire face.

La nourriture, le régime et le poids perdront progressivement leur importance dans vos préoccupations. Vous aurez un souci de moins, et un souci de taille. Vous bénéficierez d'une énergie et d'un dynamisme décuplés, qui vous permettront de mieux apprécier la vie.

Quant à votre physique, eh bien, l'énergie et la vitalité sont l'essence de la beauté, et le régime Minceur vous les apportera, en même temps qu'une silhouette plus mince et plus saine.

Les gens prennent de plus en plus conscience de l'importance de la nutrition. Les rayons diététiques tiennent une place croissante dans les supermarchés et ce domaine est celui qui évolue le plus vite dans l'industrie alimentaire. C'est comme si nous comprenions brusquement qu'une vie entière de mauvaise nourriture n'est après tout pas idéale.

Les aliments sains sont les amis de votre corps, tout comme les aliments malsains sont ses ennemis. Votre organisme n'apprécie pas les produits traités et les substances chimiques, et il vous le fait comprendre de différentes manières. Une bonne nutrition apporte des bienfaits à court et à long terme. Essayez, pour voir si cela peut changer votre vie. Après tout, qu'avez-vous à perdre ?

Pour les personnes qui souhaient perdre du poids, le régime Minceur riz-céréales-fruits offre une méthode d'amaigrissement sans danger, scientifique et efficace. Il vous prouvera que vous n'avez pas besoin de mettre votre santé en péril pour être mince. Ce régime est assez sévère, il est vrai, mais il est également rapide et concluant. Si vous recherchez des résultats concrets, il vous les apportera. En revanche, si vous espérez un régime facile, je suis désolée, mais vous devez vous adresser ailleurs.

J'ai maintenant fait l'expérience du régime Minceur à tous les niveaux : en tant qu'obèse, et en tant que personne mince. Ce programme a toujours répondu parfaitement à mes besoins.

Il n'est peut-être pas juste d'affirmer que si j'ai réussi, tout le monde peut en faire autant. Mais je ne possédais au départ aucune qualité particulière — si ce n'est ma volonté. J'étais prête à apprendre, prête à admettre qu'il y avait un prix à payer pour la minceur.

Et les résultats ont été extraordinaires. La minceur apporte plus de bienfaits que je ne pourrais vous en citer ici. La vie devient plus passionnante quand vous atteignez un poids normal. Je vous promets que la minceur vous apportera tout ce que vous espérez — et plus encore.

ET LE MIEUX...

Vos anciennes habitudes alimentaires *ne vous manqueront pas.*

La nourriture *ne vous manquera pas.*

Avec le temps, le régime Minceur vous rendra raisonnable par rapport à la nourriture.

Pourquoi choisir de mener une existence angoissée, obsédée par *ce que* vous mangez, les *quantités* d'aliments que vous absorbez, ce que vous *allez* manger, et surtout les *raisons* qui vous poussent à manger ?

Il est temps de mettre tout cela de côté.

Il est temps de résoudre définitivement ce problème.

Il est temps d'AGIR.

Table

Achevé d'imprimer
le 12.3.88
par Printer Industria
Gráfica, S.A.
08620 Sant Vicenç dels Horts
Barcelona 1988
Depósito Legal B. 346-1988
Pour le compte de
France Loisirs
123, Boulevard de Grenelle
Paris

Numéro d'éditeur : 13692
Dépôt légal : mars 1988
Imprimé en Espagne